Rolf Verres

Was uns gesund macht

Rolf Verres

Was uns gesund macht

Ganzheitliche Heilkunde statt seelenloser Medizin

HERDER

FREIBURG · BASEL · WIEN

Gedruckt auf umweltfreundlichem, chlorfrei gebleichtem Papier

www.herder.de
Satz: Barbara Herrmann
Druck und Bindung: fgb · freiburger graphische betriebe 2005
www.fgb.de
ISBN 3-451-28664-5

Inhalt

1. Kapitel
Alltagsroutinen und „Sachzwänge"

In diesem Buch werde ich Gedanken zur Heilkunde äußern, die in verschiedener Hinsicht von dem abweichen, was Patienten und Ärzte gewöhnlich miteinander praktizieren. Überall wird über den zunehmenden Kostendruck und die immer knapper werdende Zeit von Ärzten und Pflegenden geredet. Ich möchte demgegenüber zeigen, wie man die kostbare Zeit möglichst gut nutzen kann. Vielleicht werden manche Ärzte meine Gedanken angesichts der von ihnen täglich erlebten Sachzwänge als utopisch ablehnen. Manche Leserinnen und Leser werden die in diesem Buch vorgestellten *Möglichkeiten* der Heilkunde mit ihren realen Erfahrungen vergleichen und umso schmerzlicher spüren, woran es in unserem gegenwärtigen Gesundheitswesen mangelt.

Nur Patienten, Ärzte und Pflegende *gemeinsam* können eine patientenzentrierte Medizin gestalten. Viele „Sachzwänge" stellen sich bei genauerer Betrachtung als Reglementierungen oder Gewohnheiten heraus, deren Sinn man – wenn es um Leben und Tod geht – grundsätzlich hinterfragen darf. Die Routinen und Sachzwänge unseres gegenwärtigen Gesundheitssystems lenken Patienten, Ärzte, Pflegende und Kostenträger von der Möglichkeit ab, zumindest zeitweise innezuhalten und miteinander in Ruhe über den besten Weg zur Erhaltung oder Wiederherstellung von Gesundheit nachzudenken.

Ein Beispiel aus dem Pflegebereich veranschaulicht die vielschichtige Bedeutung von „Sachzwängen" in der heutigen Medizin. Eine Krankenschwester setzt sich für einige Minuten ans Bett eines Patienten, um ihm zuzuhören. Er hat Angst und konnte wieder einmal nachts nicht schlafen. Sie hat ein schlechtes Gewissen: Eigentlich müsste sie „arbeiten", denn es warten noch weitere Patienten, sie müsste Betten frisch beziehen und geschäftig von Krankenzimmer zu Krankenzimmer laufen. Das zuhörende Verweilen am Krankenbett könnte als unzulässige Verschnaufpause ausgelegt werden. Ist es aber wirklich wichtiger, die Bettwäsche zu wechseln, als dem Kranken in seiner Angst beizustehen? Ist ein sauberes Bett wichtiger als der kranke Mensch?

Schon an diesem einfachen Beispiel lässt sich zeigen, wie sich die Bedeutung des Tuns verändern kann, wenn wir die Perspektive wechseln. Eine Krankenschwester, die sich um Sauberkeit kümmert, muss ja nicht gleich als herzlos eingestuft werden. Immerhin ist der erste Eindruck, den Angehörige beim Betreten eines Krankenzimmers bekommen, von der Umgebung geprägt, und dazu gehört auch der Zustand des Bettes. Hier findet oft eine erste Bewertung des Krankenhauses, der Betreuung und der Pflege statt. Auch diese Aspekte gehören zur Heilkunde, und nicht selten werden Pflegende auf Flecken der Bettwäsche aufmerksam gemacht, unabhängig davon, wie viel Zeit sie dem Zuhören des Patienten widmeten.

Es ist also wichtig, dass *alle* Beteiligten versuchen, „Sachzwänge" sowohl in ihrer oberflächlichen Erscheinungsform als auch in ihrer tieferen Bedeutung zu verstehen. In unserem Beispiel geht es darum, im Augenblick Prioritäten herauszufinden. Gute Krankenhäuser haben eine Unternehmensphilosophie, die den Pflegenden eigenständige, flexible Entscheidungen zubilligt. Nur so kann gegenseitiges Vertrauen entstehen. Auch das bloße Zuhören wird dann als eine Leistung gewürdigt, die der Sache dient: dem Heilen und der Notwendigkeit, sich gemeinsam am Sinn zu orientieren.

Die Tragweite dieses Gedankens zeigt die Bemerkung des Ärztlichen Direktors einer international renommierten Krebsklinik: „Wenn ich ehrlich bin, muss ich eingestehen, dass ich bei der Hälfte unserer rastlosen Aktivitäten am Sinn zweifle. Wir müssen endlich wieder zum Wesentlichen finden." Gerade weil der Sinn, das „Wesentliche", unterschiedlich gesehen werden kann, sind Gespräche darüber so wichtig. Solche Gespräche können dem Sinn konkreter medizinischer Maßnahmen und den dahinter liegenden philosophischen Grundfragen der menschlichen Existenz gewidmet sein.

Es geht mir also darum, einige wesentliche Elemente der Heilkunde so darzustellen, dass sich Anknüpfungspunkte für gute Gespräche zwischen Patienten, Ärzten und anderen Helfern ableiten lassen. Gespräche über den Sinn müssen nicht lange dauern. Gerade bei einem begrenzten Zeitrahmen ist es notwendig, miteinander über das wirklich Wichtige zu reden. Die meisten Pflegenden entwickeln mit zunehmender Erfahrung die Fähigkeit, einem ängstlichen Patienten auch *während* ihrer Verrichtung zuzuhören, und sie können dann auch im richtigen Augenblick „auf-hören".

Manche Menschen, die von einer schweren Krankheit getroffen wurden, erzählten mir, dass sie seit Jahren oder Jahrzehnten ein entfremdetes Leben geführt hatten, aus dem sie nun plötzlich durch die Krankheit herausgerissen wurden. Mehr Frauen als Männer sagten mir: „Mein Leben ist wie eine Tretmühle, es ist immer gleich, die Tagesabläufe sind immer gleich, ich habe kaum noch Freiheit, ich funktioniere fast nur noch für die anderen, ich stehe unter Druck, und ich habe mich an das alles gewöhnt, vielleicht habe ich meine Krankheit selbst verschuldet, da ich nicht genug auf mich selbst geachtet habe."

Durch eine Krise, eine Krankheit, einen „Schicksalsschlag" oder auch durch einen Glücksfall kann ein Mensch dazu kommen, plötzlich ein völlig neues Lebensthema zu entdecken, sich ganz neu zu besinnen und eine neue Strophe seiner Lebensmelodie zu finden. Ob sie zuversichtlich oder traurig beginnt, ist zunächst weniger wichtig. Es gibt Krankheiten, die sich wie Einbrecher in das Leben von Menschen hineindrängen. Plötzlich ist der unbefangene Trott des Alltags unterbrochen. Das, was man leichtfertig „Lebensqualität" nennt, ist fundamental in Frage gestellt.

Seit vielen Jahren habe ich mich als Arzt für psychotherapeutische Medizin auf Menschen eingelassen, die sich mit schweren, oft lebensgefährlichen Erkrankungen auseinander setzen mussten. Dabei sind mir allzu oft gravierende Missverständnisse zwischen Patienten und ihren Ärzten aufgefallen. Solchen Missverständnissen liegen oft derart schwere Kommunikationsstörungen zugrunde, dass sie im Extremfall Menschenleben völlig ruinieren können, zum Beispiel dann, wenn der Patient das Vertrauen zum Arzt verliert und ihn fortan meidet, daraufhin wichtige Möglichkeiten einer fachgerechten Diagnostik verpasst und an seiner Erkrankung zugrunde geht, weil ihre Behandlungsmöglichkeiten zu spät erkannt wurden.

Wichtiger als über Missverständnisse zu reden ist mir das Anliegen, einige Grundlagen der Heilkunst so darzustellen, dass Sie, die Leserinnen und Leser dieses Buches, deren Bedeutung für Ihr eigenes Leben erkennen können. Vor allem möchte ich zeigen, wie eine gute Beziehungskultur in der Medizin zustande kommt. Vieles, was ich am Beispiel der Patient-Arzt-Beziehung darstellen werde, lässt sich auch auf Gespräche zwischen Menschen übertragen, die in irgendeiner Weise miteinander an „Heilung" oder am „Wieder-heil-Werden" interessiert sind: wenn sie selbst Hilfe brauchen oder wenn sie anderen helfen möchten.

Es ist immer wieder beeindruckend zu erleben, wie Menschen, die durch eine schwere Erkrankung aus ihrer bisherigen Alltagsroutine herausgerissen werden, nach anfänglichem Erschrecken allmählich entdecken, dass das, was man gemeinhin „Lebensqualität" nennt, eine neue Tiefendimension bekommt. Sie finden bisher unbekannte Kraftquellen in sich und heilsame Energiefelder in ihrer Mitwelt. In früheren Jahren wurde der Begriff „Lebensqualität" oft mit „Wohlbefinden" gleichgesetzt. Schon Sigmund Freud wies aber darauf hin, dass auch eine gewisse Leidensfähigkeit wichtig für das Leben ist. Dies erkennen Menschen spätestens dann, wenn sie einem Leiden nicht mehr entrinnen können. Eine zunächst abgespaltene Traurigkeit wird dann integrierbar. Fast alle Weltreligionen bieten Ideen an zu der Frage, wie man zu einer Lebensphilosophie findet, die auch dem Leiden einen Sinn abgewinnt.

Die Tiefendimension der Heilkunde meint das, was wesentlich werden kann, wenn das Kurieren von Symptomen an seine Grenzen stößt. Bei Krankheiten, die schwer heilbar sind, chronisch werden und unerbittlich Veränderungen der Lebensqualität mit sich bringen, wird das im Extremfall etwa so aussehen: der Kranke siecht dahin. Seine Lebensqualität wird langsam, aber stetig immer schlechter. Wir können nichts mehr machen. Dieser Mensch tut uns nur noch Leid. Die äußere Betrachtung lässt jedoch außer Acht, dass die Innenperspektive völlig anders aussehen kann. Es gibt Menschen, die sogar bei unheilbaren Erkrankungen sagen, sie seien der Krankheit dankbar, weil sie ihnen die Augen für das Wesentlichste der menschlichen Existenz geöffnet habe. Das Leben habe eine Intensität erreicht, die sie sich vorher überhaupt nicht vorstellen konnten.

Manche Menschen reagieren darauf mit Befremden und Unverständnis. Es gibt kranke Menschen, die solche Aussagen als zynisch empfinden, da ihr Leiden stärker ist als jeglicher Lichtblick. Muss man denn erst eine gefährliche Krankheit bekommen, um intensiv leben zu lernen und um Sinn zu erfahren? „Zum Sinn verdammt", so bringt der Bewusstseinsforscher Ken Wilber (1996) die Unausweichlichkeit auf den Punkt. Diese Gedanken ändern nichts an der Tatsache, dass viele schwer kranke Menschen nicht in erster Linie „Mitleid" brauchen, sondern ein echtes Interesse an ihrer eigenen Art, mit sich selbst umzugehen.

Von kranken Menschen habe ich mehr über das Leben und über Lebenskunst gelernt als in meinem Doppelstudium der Medizin und Psychologie. Seit fast 30 Jahren haben mir Menschen in meinem psychotherapeutischen Sprechzimmer ihr Vertrauen geschenkt und mir Einblick in ihre Versuche gegeben, bei schweren Erkrankungen mit sich selbst, mit ihren Ärzten und mit ihren Angehörigen zurechtzukommen. An der Universität bilde ich angehende Ärztinnen und Ärzte in Medizinischer Psychologie aus. In der Forschung habe ich mich intensiv mit den Unterschieden zwischen „subjektiven" Krankheitstheorien von Patienten und den „objektiven" Theorien der Medizin auseinander gesetzt. In vielen wissenschaftlichen Publikationen habe ich versucht, bei Ärzten um ein Verständnis von Patientensichtweisen zu werben.

In diesem Buch nehme ich die umgekehrte Perspektive ein: ich möchte den Patienten einige Einblicke in das Denken von „Gesundheitsprofis“ hinter den Kulissen der heutigen Medizin geben. Manches Verhalten von Ärzten und Pflegenden lässt sich so besser verständlich machen. Selbst wenn ich dabei Probleme aufzeige, dient dies dem Ziel, die Voraussetzungen für Vertrauen und für ein gutes Zusammenwirken deutlich werden zu lassen.

Meine Überlegungen sind an folgenden Fragen orientiert: Wie beschreiben Menschen ihre Erfahrungen mit Ärzten? Wie kann die Patient-Arzt-Beziehung verbessert werden? Wie kann eine seelenlose Medizin überwunden werden? Woran ist ein guter Arzt erkennbar und von denen unterscheidbar, die hauptsächlich am Geld oder an ihrer Karriere interessiert sind und somit das Vertrauen nicht wirklich verdienen? Kann der Patient bei der Wahl eines Arztes dessen fachliche und menschliche Kompetenz erkennen? Was kann er tun, um sich dem Arzt nicht ausgeliefert fühlen zu müssen, sondern um sein Interesse zu gewinnen? Welche Bedeutung hat die „Intuition“ bei Therapieentscheidungen?

Wenn der Patient möchte, dass der Arzt auf ihn als Mensch eingeht, muss er sich dem Arzt auch als Mensch zeigen: mit den eigenen Gefühlen und Bedürfnissen. Angesichts der begrenzten Zeit bei einer Begegnung zwischen Patient und Arzt kommt es darauf an, das von sich einzubringen, was im Moment wichtig ist.

Nicht alle Fragen, die in diesem Buch aufgeworfen werden, kann ich auch beantworten. Es ist meine Absicht, Probleme und Möglichkeiten grundsätzlicher Art anzusprechen, die des Nachdenkens wert sind. Es kann jedoch nicht Absicht des Buches sein, für die schwierigen Probleme zugleich auch klare Lösungen zu versprechen, die zu jedem Menschen passen könnten. Indem ich aber mögliche Denkrichtungen und ermutigende, ausbaufähige Entwicklungslinien der gegenwärtigen Heilkunde deutlich mache, möchte ich dazu beitragen, dass Patienten, Angehörige, Ärzte, Pflegende, Studierende, Kostenträger und Politiker offener und ehrlicher miteinander über das wirklich Wichtige reden und gemeinsam auf die Suche gehen. Wer sucht, der findet!

2. Kapitel
Resonanz – ein vitales Interesse

Gesund, aber nicht glücklich – krank, aber im Einklang mit sich selbst. Diese merkwürdige, scheinbar absurde Selbsteinschätzung lebensgefährlich erkrankter Patientinnen und Patienten, die ich als Arzt immer wieder erlebte, machte mich allmählich hellhörig. Die Sinnfrage stellt sich für kranke Menschen anders als für solche Menschen, die sich unbefangen in einer Lebensroutine eingerichtet haben.

Von diesen Patienten konnte ich lernen, wie wichtig es ist, auch unter den schweren Bedingungen von körperlicher Beeinträchtigung oder sogar Todesbedrohung Leib und Seele als eine Einheit zu empfinden.

Resonanzen zwischen Leib und Seele

Wer an ganzheitlicher Heilkunde interessiert ist und seine Selbstwahrnehmung verfeinern möchte, wird Leib und Seele eher als eine Einheit denn als getrennt sehen. In den meisten Fachgebieten der Medizin werden der Leib und die Seele aber als etwas grundsätzlich Verschiedenes betrachtet.

In der heutigen Wissenschaft wird kaum noch von der Seele gesprochen, weder in der Medizin noch in der Psychologie. Man verwendet eher Begriffe wie Psyche, Person, Emotion oder Verhalten. Insofern hört es sich vielleicht ein wenig altmodisch an, wenn ich von der Seele spreche. Ich möchte dieses Wort hier nicht näher definieren, weil jeder intuitiv weiß, was damit gemeint ist (Jüttemann, Sonntag u. Wulf 2004, Daldorf 2005). Jeder weiß auch, was mit einem „seelenlosen Krankenhaus“ gemeint ist und dass ein solches verhindert werden muss.

Wissenschaftlich orientierte Leserinnen und Leser mögen es mir nachsehen, dass ich mich bei den folgenden Erörterungen nicht damit aufhalten möchte, Begriffe so exakt wie möglich zu definieren. Gerade als Wissenschaftler weiß ich, wie sehr das exakte Definieren, Zählen und Messen oft vom Wesentlichen ablenkt. Daher vertraue ich darauf, dass ich mit der hier gewählten Alltagssprache verstanden werde. Der Philosoph Wilhelm Schmid (2004) bezeichnet die Seele als ein „nebulöses Gebilde", als einen „potenziell unendlichen Raum" in zweifacher Hinsicht: als imaginären Raum der Vorstellung, zu besetzen und auszumessen nur durch Deutungen und Interpretationen, und als realen Raum einer Energie, die als *Sphäre* oder *Aura* mehr ist als das, was von der Körperoberfläche eines Menschen umschlossen ist. Der Bewusstseinsforscher Antonio R. Damasio (2002) warnt davor, die neurologisch messbaren „Korrelate des Geistes" mit dem Geist zu verwechseln.

Die Unterscheidung zwischen Leib und Seele spiegelt die Schwierigkeit der Wissenschaft wider, diese zwei Seiten unserer Existenz als eine Einheit verständlich zu machen. Selbst den klügsten Gehirnforschern unserer Zeit ist es nicht gelungen, das, was wir Geist, Bewusstsein oder Seele nennen, als eine Funktion des Nervensystems zu erklären.

Im Gegenteil: Die seelischen Aktivitäten eines Menschen verändern sein Gehirn und sogar das Nervensystem im Verdauungstrakt. Unsere Gefühle, unser Denken, unsere Neugier, unser Wollen und Lernen gehen zwar großenteils vom Gehirn aus, beeinflussen aber auch ihrerseits die Strukturen unseres Gehirns und des Nervensystems im Leib.

Man untersucht heute „neuronale Netzwerke", die sich während unseres Erlebens und Handelns ständig neu organisieren und auch das Hormon- und Immunsystem beeinflussen. In der Wissenschaft sprechen wir von „neuronaler Plastizität". Damit ist die Fähigkeit des Nerven- und Hormonsystems (nicht nur des Gehirns) gemeint, sich flexibel den Erfordernissen des Lebens anzupassen, indem neue Verbindungen (Synapsen) zwischen Nervenzellen geknüpft und bereits bestehende wieder gelöst werden (Eccles 1996, Grawe 2004, Rüegg 2004).

Unsere Seele ist also nicht einfach das Ergebnis unserer Gehirnstrukturen und Gehirnfunktionen, sondern sie bedient sich auch des Gehirns: Sie „benutzt" das Nervensystem und verändert es. Im Gehirn kann man zwischen solchen Bereichen, in denen das Denken und das Handeln koordiniert werden, und solchen, in denen eher die Gefühle reguliert werden, unterscheiden. Die Großhirnrinde wurde von dem Gehirnforscher und Nobelpreisträger John C. Eccles mit einem Reiter verglichen, der sein Pferd – das „emotionale Gehirn" – zu lenken versucht. Dies wird dem Reiter umso besser gelingen, je genauer er sein Pferd kennt und auf dessen triebhafte Regungen eingeht, statt es nur beherrschen zu wollen. So können beispielsweise Ärger und Wut als Energiequellen genutzt werden. Dies führt oft eher zu wirksamer Konfliktregelung, als wenn man diese Affekte von vornherein unterdrücken würde (Nolting 2004, Servan-Schreiber 2004, Cierpka 2005). Allerdings hat man im Gehirn bisher kein eindeutiges Zentrum gefunden, das den Willen steuert. Der Heidelberger Psychiater Christoph Mundt vergleicht das Gehirn mit einem „Orchester ohne Dirigent".

Wenn wir Entscheidungen intuitiv, „aus dem Bauch" heraus, treffen, machen wir uns die Tatsache zu Nutze, dass der Magen-Darm-Trakt von einem komplexen Nervensystem reguliert wird, das – teilweise unabhängig vom Gehirn – ein Eigenleben führt. Dieses „Eigenleben" unserer Organe im Bauch wird uns von Zeit zu Zeit bewusst. Was wir in der Medizin als „funktionelle Beschwerden" definieren (z. B. Sodbrennen, Bauchschmerzen oder Durchfall), kann als eine Sprache der Eingeweide betrachtet werden, die allerdings für das Gehirn oft nur schwer verständlich ist (Gershon 2001, von Uexküll 2003).

Neben den „Störungen" aus dem Bauch gibt es auch angenehme, wohlige Empfindungen, z. B. bei Erregung des so genannten Sonnengeflechts (*plexus solaris*). Durch Autosuggestion, wie sie etwa beim Autogenen Training gelernt wird, kann man angenehme und beruhigende Gefühle im Bauch erzeugen. Die im Bauch spürbaren Gefühlsregungen sind – ebenso wie situative Veränderungen der Herztätigkeit oder des Atmens – Signale, die das Ich-Bewusstsein als etwas Fremdes oder als etwas Stimmiges interpretieren kann.

Man kann den so genannten Leib-Seele-Dualismus produktiv als eine nützliche Polarität betrachten. Wenn es selbst die intelligentesten Hirnforscher nicht geschafft haben, Leib und Seele als eine Einheit darzustellen, muss sich der einzelne Mensch nicht mit solchen naturwissenschaftlichen und philosophischen Fragen herumschlagen. Hilfreicher ist es, in der konkreten eigenen Lebensführung zu erkennen: Was kann ich selbst tun, um meinen Körper und meine Seele miteinander in Einklang zu bringen?

Im Einklang sein: das ist „Resonanz". Ganz umfassend könnte man auch sagen: Resonanz ist das, was die Welt im Innersten zusammenhält. Dieser Begriff spielt eine zentrale Rolle bei meinen Überlegungen zur Verbesserung der Patient-Arzt-Beziehung.

Resonanzen zwischen Mensch und Mensch

Neben der intrapersonalen Resonanz zwischen Leib und Seele geht es im Folgenden um eine *zweite Ebene* von Resonanz. Es sind die Begegnungen zwischen Menschen und ihre Kommunikation miteinander. Ärzte können sich auf die Bedürfnisse von Patienten einlassen und fürsorglich oder zumindest freundlich mit ihnen umgehen. Und auch Patienten können Verständnis für die Situation von Ärzten entwickeln, die meist unter Zeitdruck stehen und jeweils ihre persönlichen Sorgen haben. Der Arzt ist eben auch ein Mensch und muss sich auch in seiner eigenen Lebensführung mit ähnlichen existenziellen Fragen auseinander setzen wie seine Patienten.

Diese Ebene von Begegnung gilt natürlich nicht nur für den Medizinbetrieb, sondern für alle Situationen, in denen es um das

Heilen geht und Menschen dabei einander begegnen. Der Satz „Du sprichst mir aus der Seele“ bringt das hier Gemeinte auf den Punkt. Die Körpersprache mit ihrer Mimik und Gestik ist dabei ebenso wichtig wie das Reden.

Resonanzen zwischen Mensch und Umwelt

Eine *dritte Ebene* der Resonanz ist diejenige zwischen dem Menschen und der ihn umgebenden Umwelt. Dass es sowohl dem Körper als auch der Seele gut tut, bestimmte Lebensmittel zu genießen und sich an den Farben und Düften der Natur zu freuen, weiß man spontan und intuitiv. Doch es ist nicht einfach nur „Gesundheit“, was dabei herauskommt, sondern auch eine Sinnerfahrung. Sinnliche Erfahrung und Sinnerfahrung haben mehr miteinander gemein, als mancher glaubt: Es geht darum, sich ganzheitlich zu erleben und mit den inneren und äußeren Ressourcen so gut wie möglich umzugehen. Bei Krankheit können manche Menschen deutlicher als während der Alltagsroutine erleben, welche gesunden Anteile in ihnen stecken und wie wichtig diese sind.

Gesundheit ist etwas anderes als die Abwesenheit von Krankheit – sie ist auch eine Kunst, die wir erlernen und vielfältig erfahren können. Lebenskraft, Lebenssinn und Lebensfreude erschließen sich dem, der die Vielfalt der Möglichkeiten eigener Sinnfindung in der Beziehung zur Umwelt wahrnimmt. Wir betreten einen neuen Weg zur Gesundheitsverantwortung, der nicht bedeutet: „Ich muss etwas tun“, sondern: „Ich kann etwas tun und ich tue etwas!“

Zur Beziehung zwischen Mensch und Umwelt gehört auch die Wachsamkeit gegenüber den Gefahren der Globalisierung, die als Naturzerstörung und als immer einseitigere Macht- und Gewinnanhäufung erlebt wird. Das Empfinden, ohnmächtig zu sein in einer Welt, in der die Zugangsmöglichkeiten zu heilsamen Ressourcen ungerecht verteilt sind und in der immer mehr menschliche Ideale geopfert werden, kann zu einem krank machenden Faktor werden.

Umso wichtiger werden visionäre Konzepte einer attraktiven Zukunft. Peter Spiegel, langjähriger Generalsekretär des Club of Budapest, einer Vordenkerorganisation von mehr als hundert international bekannten Persönlichkeiten, sagt hierzu in seinem Buch „Faktor Mensch“ (2005): „Die Menschheit steht, trotz der bisherigen technischen Revolutionen, erst ganz am Anfang der Ausgestaltung ihrer tatsächlichen Entwicklungspotenziale. Künftig ist es weniger wichtig, wer über Kapital verfügt, sondern wer über Wissen und Information verfügt beziehungsweise in der Lage ist, sich diese effizient anzueignen. Die umfassende Humanisierung des Lebens und die Förderung aller menschlichen Potenziale wird für jede Kommune und Nation zum unumgänglichen Erfolgsfaktor.“ Die Vision einer Welt, die vom „Faktor Mensch“ bestimmt ist, kann zur Wirklichkeit werden – je nachdem, wie viele Menschen sich für sie entscheiden und sich entsprechend engagieren.

Die „Symphonie des Lebendigen“

Wir beschäftigen uns also mit dem Resonanzprinzip auf drei Ebenen: als Beziehung zwischen Seele und Leib, als Beziehung zwischen Mensch und Mensch und als Beziehung zwischen Mensch und Umwelt.

Beziehungen lassen sich als *Interaktion,* als *Kommunikation* oder als *Gespräche* darstellen. Manchmal „spreche“ ich mit meinem Körper, ich spreche mit anderen Menschen, und manchmal „spreche“ ich auch mit der Natur. Eine krebsbetroffene Frau sprach so mit ihrem Tumor, den die Ärzte nicht ganz entfernen konnten, der sich aber ruhig verhielt und gewissermaßen in ihr schlummerte, im Sinne eines Stillhalteabkommens: „Du willst leben, ich will leben, also benimm dich gefälligst!" Indem sie mit dem Tumor eine Art Beziehung aufnahm, verringerte sie ihre Angst, und ihr Selbstbewusstsein nahm wieder zu.

Die Beziehung zur uns umgebenden *Umwelt* gestaltet sich meist nicht in Form eines Sprechens im herkömmlich gemeinten Sinne, sondern eher wie ein sinnliches Erleben: ich schaue, höre, rieche, esse, trinke, schmecke und spüre. Das Singen der Vögel, das Rauschen der Blätter im Wind, das Blühen der Blumen bedeuten für sich genommen keine Kommunikation mit mir. Zur Kommunikation wird dieses Erleben erst, wenn ich die Natur als „Sender" auffasse, mich für ihre Botschaften öffne und mich auf „Empfangen" einstelle. Dann höre ich den Vogelgesang und vielleicht sogar das Plätschern eines Baches als Musik, die eine eigene Sprache hat und mich erfreut.

In seinem Büchlein „Einsichten – Ausblicke" (2003) sagt der Chemiker und Naturphilosoph Albert Hofmann: „Es könnte wohl sein, dass der Wert und die Bedeutung der Naturwissenschaften nicht in erster Linie darin liegen, dass sie uns die moderne Technik und den durch sie ermöglichten Komfort und materiellen Wohlstand brachten, sondern dass ihr eigentlicher, evolutionärer Sinn in der Erweiterung des menschlichen Bewusstseins vom Wunder der Schöpfung besteht. Die naturwissenschaftliche Forschung hat sichtbar werden lassen, wie der Mensch in das Ganze der Natur eingebettet ist und wie er einen unablösbaren Teil von ihr darstellt. Dieses Wissen steht in Übereinstimmung mit der emotionalen Erfahrung des Mystikers von der Einheit alles Lebendigen."

Da ich den Begriff der Resonanz bisher noch etwas vage und skizzenhaft verwendet habe, möchte ich mich ihm nun etwas differenzierter widmen. Denjenigen Lesern, denen die folgende Erörterung vielleicht etwas zu weit geht, empfehle ich, zum dritten Kapitel weiterzublättern. Wer es demgegenüber gern noch etwas ausführlicher haben möchte, sei auf die Bücher von Friedrich Cramer (1996) und Barbara Gindl (2002) verwiesen.

Der Molekularbiologe Friedrich Cramer (1923–2003) befasste sich als Direktor am Göttinger Max-Planck-Institut für experimentelle Medizin mit der Chemie und Biochemie der Nukleinsäuren, der Proteinbiosynthese, der Zell-Zell-Erkennung, dem Altern und der malignen Entartung von Zellen. Er gehörte zu denjenigen Naturwissenschaftlern, die es verstanden haben, Naturwissenschaft mit Philosophie zu verbinden. In seinem Hauptwerk „Chaos und Ordnung – die komplexe Struktur des Lebendigen" (1988), das in viele Sprachen übersetzt wurde, versuchte er, die Kluft zwischen der technisch-naturwissenschaftlichen und der philosophisch-künstlerischen Welt überbrücken zu helfen. Besonders interessierte ihn auch die Frage, wie es der Natur durch Selbstorganisation gelingt, von Menschen als schön empfunden zu werden. Während er an seinem Buch „Symphonie des Lebendigen – Versuch einer allgemeinen Resonanztheorie" arbeitete, lernten wir einander kennen und wir empfanden bald eine tiefe Freundschaft füreinander. Im Folgenden werde ich einige Erkenntnisse zusammenfassen, zu denen ich von Friedrich Cramer angeregt wurde.

Alle Strukturen der materiellen Welt werden von der modernen Physik als *schwingende Systeme* angesehen. Unter geeigneten Bedingungen können schwingende Systeme miteinander in Resonanz kommen. Besonders deutlich lässt sich dieses Prinzip veranschaulichen, wenn man am Klavier mit dem rechten Fußpedal alle Dämpfungsfilze von den Saiten abhebt und dann irgendeinen einzelnen Ton anschlägt. Bald wird die Oktave mitsummen, dann die Quinte, die Terz usw., und schließlich tönt das ganze Klavier. Der in Schwingung geratene Resonanzboden veranlasst auch solche Saiten zum Mitschwingen, die der Pianist gar nicht angeschlagen hat. Es handelt sich bei dieser sinnlich erfahrbaren Resonanz nicht um einen Spezialfall der Musik oder Akustik, sondern man kann das Prinzip der Resonanz in allen schwingenden Systemen wiederfinden: in Atomen, Molekülen, Organen, Organismen, zwischen Mensch und Mensch und zwischen dem Einzelnen und seiner Mitwelt.

Resonanz ermöglicht Ganzheit. Rein sprachlich heißt Resonanz: Zurücktönen, Antworten durch Mittönen. Resonanz bedeutet, miteinander auf gleicher oder ähnlicher Wellenlänge zu schwingen. Dazu kann auch das Schauen und Horchen gehören. Ein Orchester bezeichnet man als einen *Klangkörper*, es ist mehr als die Summe der einzelnen Instrumentenstimmen. Alle Musiker sind miteinander in Resonanz, selbst wenn jeder von ihnen einen eigenen Part im Orchester spielt.

Neben der *Harmonie* gibt es die *Dissonanzen*, in denen Töne nicht zueinander passen, sich aneinander reiben, einander abstoßen. Komponisten verwenden Dissonanzen, um Spannungen zu erzeugen. Meist werden diese schließlich in eine erlösend wirkende Harmonie übergeführt. Im menschlichen Miteinander lösen Dissonanzen häufig einen Impuls zur Abgrenzung aus. Bei Konflikten können Dissonanzen aber auch – ähnlich wie in der Musik – dazu genutzt werden, Spannungen auszuhalten oder eine Verständigung auf einer neuen, komplexeren Ebene von Harmonie anzustreben, beispielsweise als Entwicklung von Toleranz oder sogar Neugier gegenüber dem, was man zunächst als fremd oder gar feindlich empfunden hat.

Zum Wesen der Resonanz gehört, dass sie sich in der Polarität von Ordnung und Chaos immer wieder neu einpendelt – jedes lebendige System ist störbar. Die „Nichtresonanz", also die Abwesenheit von Resonanz, bedeutet psychologisch gesehen nicht grundsätzlich ein Defizit, sondern sie kann einen eigenen Wert haben, z. B. im Erleben von Autonomie oder Konfliktfähigkeit, also als Abgrenzung. Menschen sind den Phänomenen von Resonanz nicht unausweichlich ausgeliefert, sondern sie können ihre *Resonanzbereitschaft* situativ regulieren (Gindl 2002).

An einem Fallbeispiel aus meiner Sprechstunde möchte ich die Notwendigkeit von Abgrenzung im Sinne einer Nichtresonanz veranschaulichen. Eine krebsbetroffene Patientin beschäftigte sich mit der Frage, ob ihr Immunsystem stabil genug sei, um Schwächungen ihrer Lebenskräfte auszugleichen. Der Ehemann, ein impulsiver Mensch, löste durch sein Verhalten in ihr häufig ungewollt Stressempfindungen aus (*Resonanz zwischen Mensch und Mensch*), die die Patientin als bedrohlich empfand, weil sie annahm, Stress könne ihr Immunsystem zu sehr durcheinander bringen. Im gemeinsamen Gespräch mit dem Ehepaar versuchte ich, Möglichkeiten der Abgrenzung zu eruieren. Der Ehemann erklärte sich bereit, mit Rücksicht auf seine Frau etwas vorsichtiger mit seiner Impulsivität umzugehen und diese möglichst eher anderswo als in der Ehe auszuleben. (Dass es mit einem solchen einfachen Vorsatz natürlich noch nicht „getan" ist, soll hier nicht weiter ausgeführt werden.)

Resonanz ist also Wechselwirkung. Je nach Situation kann es wichtig sein, Wechselwirkungen mit einem anderen Menschen anzustreben oder zu vermeiden, insbesondere dann, wenn Gefühle aufkommen. Denn Resonanz überträgt Energie. In psychologischer Hinsicht kann sich diese Energieübertragung je nach Kontext angenehm-heilsam oder unangenehm-stresserzeugend anfühlen. Was dabei herauskommt, hängt auch von der „Dosis" der erlebten Resonanz ab, und es kann wichtig sein, hier gegebenenfalls gegenzusteuern, um sich, wie im erwähnten Fallbeispiel, vor subjektiv unguten Energien zu schützen. Eine störende Frequenz kann in eine erwünschte, als heilsam empfundene Resonanz wie ein Störsender hineinfunken. Dann werden körperliche Reaktionen zwischen Mensch und Mensch übertragen: Adrenalin wird ausgeschüttet, Blutdruck und Pulsfrequenz steigen an. Im Extremfall geraten bei labilen Personen die Zyklen des Organismus in Teufelskreise (zum Beispiel bei einer Panikattacke), und die zusammenhaltende Resonanzfähigkeit des Organismus ist gefährdet. Es bedarf dann einer Kunst, die zu Teufelskreisen gewordenen einzelnen Schwingungssysteme des Organismus wieder in eine ganzheitliche, harmonische Resonanzstruktur zu überführen.

Harmonie entsteht, wenn Energiefelder (wie sie auch um Menschen herum spürbar sind) zusammenpassen bzw. aufeinander abgestimmt werden. Man sagt dann zum Beispiel: „Du tust mir gut!"

Wenn Menschen eine Harmonie der Seele und eine Harmonie zwischen Leib und Seele anstreben, lässt sich das meist nur unter Einschaltung der Vernunft bewerkstelligen, z. B. durch Lernen aus Erfahrung und durch bewusstes Entscheiden. Wenn wir uns in einer misslingenden Beziehung, etwa während einer Patient-Arzt-Begegnung, von unguten Energiefeldern gefangen nehmen lassen und unser Denken „kreisend" wird, kann man dies als eine Oszillation betrachten. Dies kann nun dazu führen, dass wir die Fähigkeit zur bewussten Entscheidung im Moment nicht mehr spüren. Dem lässt sich dadurch vorbeugen, dass man sich bereits *vor* einer Begegnung, die möglicherweise Stressempfindungen mit sich bringen wird, verdeutlicht, was man in der Situation erreichen will. Das geht dann am besten, wenn man sich den tieferen Sinn der bevorstehenden Begegnung rechtzeitig klarmacht.

Friedrich Cramer hat die These vertreten, dass man die menschliche Gesellschaft als ein gigantisches, komplexes Resonanzsystem verstehen kann. „In den Zeiten, als der bäuerliche Mensch noch mit der Natur oder näher an ihr lebte, ergaben sich die Symbiosen über cirkadiane und jahreszeitliche Rhythmen von selbst. Das Vieh überlebte den Winter zusammen mit dem Menschen oder erfror oder verhungerte mit ihm. Saat und Ernte waren *gemeinschaftliche* Erlebnisse. Bei der Jagd kooperierten Männerhorden synchron. Je höher die kulturellen Leistungen stiegen, umso mehr Synchronizität war erforderlich, umso mehr Resonanzen stellten sich her." Er veranschaulicht dies an einem einfachen Beispiel: „Im Straßenverkehr müssen wir uns mit höchster Aufmerksamkeit in jeder Sekunde in die zeitliche Resonanz mit den anderen Fahrzeugen einschwingen, damit es nicht kracht. Sehr oft wird die Resonanz auch vorgegeben, die Grüne Welle z. B. zwingt uns in ihren Rhythmus, sie ist im physikalischen Sinne eine erzwungene Oszillation."

Auch die Beziehung zwischen Krebszellen und dem gesunden Organismus betrachtet Cramer unter dem Aspekt von Resonanz: Tumorzellen sind nicht rückgekoppelt, sie nehmen keine Rücksicht, sie sind nicht in Resonanz mit dem gesunden Körper, sie sind dissonant.

Für einen gelingenden Dialog zwischen Menschen ist nicht nur ein seelischer Zusammenklang der Beteiligten wichtig, sondern auch ein atmosphärisches Umfeld, das ein Erleben von Harmonie fördert, selbst wenn Dissonanzen auftreten. So hat der Heidelberger Familientherapeut Manfred Cierpka in seinem Anti-Aggressionsprogramm „Faustlos" (2005) für Kinder und Jugendliche nicht nur Modelle für faires Streiten entwickelt, sondern es geht zugleich darum, ganze Kindergärten und ganze Schulen in Kooperation mit den Eltern auf eine friedfertige Lebensphilosophie einzustimmen, in der auch heftige Konflikte gegebenenfalls mit vereinten Kräften geregelt werden. Der Einzelne soll sich auf die ordnungsstiftende Kraft der Gemeinschaft verlassen können und sich in ihr aufgehoben fühlen können. Dabei gewinnen die Möglichkeiten des Spielens eine wichtige Bedeutung. Es geht nicht um moralische Entrüstung gegenüber Aggressionen oder um soziale Kontrolle, sondern darum, Empathie, Problemlösung und Impulskontrolle so zu fördern, dass die Kinder dabei zugleich möglichst viel Spaß haben. Cramer sagt: „Das lebendige Spiel besteht in der kreativen Resonanz zwischen dem Ernst der Regeln und der Offenheit des Ausgangs. Und so evolviert das Lebendige im weitesten Sinne von Resonanz zwischen Spiel und Ernst nicht nur das biologische Leben, sondern gerade auch das Leben des Einzelnen, der dadurch Freiheit und zugleich tiefe, ernste Lebensfreude gewinnt."

Auch die Fähigkeit von Menschen, magische Vorstellungen, Hoffnungen, Freude und Furcht in Symbolen auszudrücken, lässt sich im Lichte der Resonanztheorie interpretieren. Wohl niemand hat die Bedeutung von Symbolen für das „kollektive Unbewusste" so differenziert dargestellt wie der Tiefenpsychologe Carl Gustav Jung. Im Kontext der Heilkunde werden – jedenfalls bei lebensgefährlichen Erkrankungen, die zu Grenzerfahrungen führen – oft solche Symbole wichtig, in denen die spirituelle Dimension der menschlichen Existenz anklingt, und hierzu gehört zweifellos auch die Musik- und Kunsterfahrung. Kaum ein Text in irgendeinem Lehrbuch der Medizin kommt an das heran, was Johann Sebastian Bach in seiner h-moll-Messe, Wolfgang Amadeus Mozart in seinem Requiem oder Edvard Munch in seinem Gemälde „Der Schrei“ zum Ausdruck gebracht haben.

Religio heißt „Rückbindung, Rückbezug“. Der ursprünglich lateinische Begriff lässt sich auch modern als „Rückkopplung“ übersetzen. Menschen, die die Spiritualität als einen wichtigen Bereich ihres In-der-Welt-Seins empfinden, sind an ein metaphysisches Prinzip rückgekoppelt, sind mit ihm in Resonanz, unabhängig davon, ob sie mit dem Wort „Gott“ etwas anfangen können (Hofmann 2003, Renz 2003, Scharfetter 2004). Der Schriftsteller Ernst Jünger drückte diese Empfindungsmöglichkeit in seinem Sizilischen Brief an den Mann im Mond so aus: „Das Wirkliche ist ebenso zauberhaft, wie das Zauberhafte wirklich ist.“

Im Lichte der Resonanztheorie kann das Gehirn als ein Spiegel der Welt betrachtet werden. Es ist phylogenetisch in *dauernder Reflexion* der Welt entstanden und kann deshalb in seiner logischen Struktur nicht sehr verschieden sein vom Ganzen der Welt. Der Hirnforscher und Nobelpreisträger John C. Eccles beschrieb 1996 die Wechselwirkung zwischen Gehirn und Bewusstsein so: „Bewusstsein wird dort im Gehirn erfahren, wo man es durch Aufmerksamkeit erweckt, die auf ausgewählte Bereiche der Hirnrinde wirkt und sie erregt.“

Im Hinblick auf die Themen dieses Buches möchte ich diese Fähigkeit des Gehirns als *Beziehungsbewusstsein* würdigen. Etwas später in diesem Buch werde ich noch eine Unterscheidung zwischen *Oberflächenresonanz* und *Tiefenresonanz* einführen und erläutern. Eine Patientin sagte mir einmal, das Wichtigste in der Patient-Arzt-Beziehung sei für sie, dass zwei Seelen einander berühren. Dazu kann durchaus auch gehören, Dissonanzen zuzulassen, denn hierin liegt eine besondere Chance zur gemeinsamen Weiterentwicklung (Willi 2004).

Intuitive Kommunikation und die Spiegelneurone im Gehirn

Die moderne neurobiologische Forschung ermöglicht durch bildgebende Verfahren faszinierende Einblicke in das lebende Gehirn. Meine bisherigen Ausführungen zur Resonanz stehen im Einklang mit dem allgemeinen Wissensstand über das, was eine gelingende Kommunikation ausmacht, und mit den neuesten Erkenntnissen der Neurobiologie. In seinem Buch „Warum ich fühle, was du fühlst – Intuitive Kommunikation und das Geheimnis der Spiegelneurone“ (2005) legt der Freiburger Psychosomatiker Joachim Bauer dar, wie sich unser Gehirn eines inneren Simulationsprogramms bedient, wenn es einen anderen Menschen wahrnimmt. Mit einem anderen Menschen in Resonanz zu kommen bedeutet nicht nur „Einfühlung“ oder „Empathie“. Vielmehr werden darüber hinaus auch Handlungsbereitschaften in Gang gesetzt: Stimmungen, Gefühle, Erwartungen und Körpersignale können „ansteckend“ werden. Menschen, die den Schmerz eines anderen miterleben, reagieren manchmal selbst wie unter Schmerz und möchten sich schützen. Zwischen Menschen, die miteinander in Kontakt sind, kommt häufig ein in hohem Maße gleich laufender Aufmerksamkeitsfokus zustande, der von Forschern als „joint attention“ bezeichnet wird.

Die Blicke, Gesten und Verhaltensweisen anderer Menschen aktivieren bei uns ein inneres Erfahrungswissen darüber, was im weiteren Verlauf zu erwarten ist. Das Gehirn nimmt ja nicht nur Ereignisse wahr, sondern es steuert zugleich, häufig vorbewusst, die Planung und Ausführung zielgerichteter Handlungen. Diejenigen neuronalen Netzwerke, die unser motorisches Handeln koordinieren und steuern (man nennt sie auch „Handlungsneurone“), werden nicht nur durch unseren Willen aktiviert, sondern oft bereits dann, wenn wir beobachten, was ein anderer gerade tut. Diese „neurobiologische Resonanz“ beruht darauf, dass es im Gehirn spezielle Nervenverbände gibt, die im eigenen Körper ein bestimmtes Programm aktivieren können, z. B. als Erwartung oder als Handlungsimpuls, und die ihrerseits bereits dann aktiviert werden, wenn man miterlebt, wie eine *andere* Person dieses Programm in die Tat umsetzt.

Solche Nervenzellen werden als „Spiegelneurone" (*mirror neurons*) bezeichnet. Sie werden sogar dann aktiv, wenn man sich *vorstellt*, der andere könnte jetzt gleich eine bestimmte Handlung ausführen. Die Handlungen und Stimmungen eines anderen Menschen versetzen in uns diejenigen neuronalen Netzwerke in Bereitschaft, mit denen wir selbst handeln und fühlen. Ein Kind, das einen jähzornigen Vater hat, bekommt so schon bei Anflügen von Zorn im Gesicht des Vaters die Erwartung, dass gleich eine schmerzhafte Ohrfeige folgen wird, und aktiviert entsprechende Schnellerkennungssysteme und Reaktionen, die auf Erfahrungen beruhen. Ein Patient, der seinen Arzt als ungeduldig und gestresst erlebt, wird nur schwer eine innere Ruhe und Konzentration auf das Thema der Konsultation bewahren können, da seine Spiegelneurone im Gehirn unwillkürlich auch eigene Stressprogramme aktivieren.

Intuition beruht auf spontan und unwillkürlich empfundenen Gewissheiten. Fachleute sprechen von *impliziten* Annahmen, die bereits vor jeglicher Reflexion im Gehirn aktiviert werden. Die Aktivität der Spiegelneurone macht Situationen vorhersehbar. „Sie erzeugen ein Gefühl, das wir *Intuition* nennen und das uns *ahnen* lässt, was kommen könnte", fasst Joachim Bauer zusammen.

Es reicht schon aus, *Teile einer Handlungssequenz* eines anderen wahrzunehmen, um im Beobachter ohne dessen willentliches Zutun die dazu passenden Schaltkreise der Spiegelneurone zu aktivieren, die ihrerseits aufgrund der Gesamtheit aller bisher gespeicherten Erfahrungen die *ganze Handlungssequenz* bereits „kennen". Die Spiegelneurone bilden so raffinierte Netzwerke, dass sie beobachtete Teile einer Szene zu einer wahrscheinlich zu erwartenden Gesamtsequenz ergänzen und zugleich auch noch vorstellbar machen, wie sie sich wahrscheinlich körperlich anfühlen wird.

Dabei sind Irrtümer möglich, da viele Alltagsszenen mehrdeutig sind. Wer oft erlebt hat, dass freundlich wirkende Menschen plötzlich unangenehm wurden, reagiert mit seinen Spiegelneuronen anders auf einen freundlichen Menschen als jemand, der Urvertrauen hat. Intuitive Empfindungen und Erwartungen müssen also mit kritischer Reflexion angereichert werden. Besonders bei starker Belastung und Angst sind intuitive Reaktionen manchmal ziemlich irrational.

Auch das Geheimnis der sympathischen Ausstrahlung lässt sich, so Joachim Bauer, als eine Wirkung der Spiegelneurone verstehen: „In sich selbst Spiegelungen anderer Menschen zuzulassen, sich durch ihre Ansichten und Empfindungen berühren zu lassen, scheint mit Sympathie belohnt zu werden. Studien zeigen, dass wir vor allem für solche Personen Sympathie empfinden, die ihrerseits adäquat spiegeln können.“ Den gleichen Gedanken hat auch der Soziologe Georg Casper Homans in seinem Buch über „Elementarformen sozialen Verhaltens“ (1972) ausgeführt. Wenden wir diesen Gedanken auf Beziehungen zwischen Patienten, Pflegenden und Ärzten an, so ergeben sich ermutigende Schlussfolgerungen, die das Thema dieses gesamten Buches sind.

Resonanzbereitschaft kann auch die Fähigkeit fördern, liebevoll miteinander umzugehen. Jeder Mensch versteht unter Liebe etwas anderes. Liebe ist kaum wissenschaftsfähig. Friedrich Cramer sagt dazu: „Trotz ihrer tausend Facetten ist die Liebe die *eine* Grundsubstanz des Lebendigen, sie ist die Schwingung zwischen den Polen des Lebens. Die Sprache weiß das: es schwingt etwas zwischen zwei Menschen, ‚die Resonanz zwischen uns war sofort hergestellt‘, es herrschte eine harmonische Stimmung, sie waren im Gleichklang, ja, vielleicht knisterte es sogar zwischen ihnen. Und doch lässt sich das alles nicht fassen.“

Liebende Menschen signalisieren einander mit ihren Blicken und Berührungen eine besondere Form des Aufeinander-Einschwingens. Der Clou ist, dass dabei der gemeinsame Fokus der Aufmerksamkeit in den beiden Beteiligten selbst liegt. Sie spüren die Kostbarkeit des Gesehenwerdens und das Erfülltsein als erotisches Wesen. Das, was der eine beim anderen als liebenswert empfindet, reichert er bei diesem mit einer eigenen verstärkenden oder ergänzenden Note an, und zwar sowohl bei Freude als auch beim Erleben von Leid. Joachim Bauer fragt hierzu: „Doch was ist es eigentlich, was wir am geliebten Menschen wahrnehmen? Sehen wir wirklich ihn selbst, oder lieben wir nur das, was unsere Resonanz von ihm wiedergibt? [...] Spiegelneurone sorgen dafür, dass die Empfindungen, Handlungen und Absichten des anderen Menschen auf unserem Instrumentarium nachgespielt werden. [...] Im Antlitz des anderen Menschen begegnet uns unser eigenes Menschsein." Dass dabei Projektionen eigener Sehnsüchte auf den anderen nahezu unvermeidlich sind, aber durchaus produktiv genutzt werden können, betonen auch der Heidelberger Familientherapeut Helm Stierlin (2003) und der Zürcher Paartherapeut Jürg Willi (2004).

Für die seelische Gesundheit kann es ungünstig werden, wenn sich dauerhaft nur einer der beiden Partner auf den anderen einstimmt, nicht aber umgekehrt. Hier liegt auch ein besonderes Problem in helfenden Beziehungen. Kranke Menschen sind besonders bedürftig. Viele von ihnen sehnen sich nach *liebevoller* Zuwendung. Den meisten Ärzten oder Pflegenden ist es aber unmöglich, auf jeden Menschen gleichermaßen liebevoll einzugehen und dabei authentisch zu bleiben. Vor allem der Arzt muss sich ja auf sein Fachwissen konzentrieren und dabei seine Resonanzbereitschaft für die Gefühle des Patienten drosseln. Entsprechend können beim Patienten die Spiegelneurone die Botschaft signalisieren: „Ich fühle mich nicht angenommen."

Schlimmer noch wird es, wenn das sachlich bleibende Verhalten des Arztes beim ängstlichen Patienten ein Resonanzgefühl auslöst wie: „Ich bin hier nicht wichtig und soll diesem stressgeplagten Menschen nicht zur Last fallen." In diesem Fall haben sich die Einstellungen des Arztes vielleicht zu schnell auf den Patienten übertragen. Ein guter Arzt wird das bemerken und (hoffentlich) die Situation wieder zurechtrücken. Im Idealfall wird der Arzt – und damit wird er zum Psychotherapeuten – die Signale des Patienten aufgreifen, um eine situationsangemessene Resonanz wiederherzustellen. Gerade Menschen, die wenig liebevolle Spiegelungen erfahren haben, brauchen einen Therapeuten, der solche Spiegelungen in Gang bringt. Dazu brauchen sie die Ermutigung, offen auszusprechen, was die Situation und das Verhalten des Arztes für sie bedeutet. Allerdings gibt es in der Patient-Arzt-Beziehung ein Machtgefälle.

3. Kapitel
Anregungen zum Umgang mit Ärzten

Die wissenschaftliche Medizin unserer Zeit kann großartige Erfolge vorweisen. Indem sie sich mit ihren technischen Neuentwicklungen in früher unvorstellbare Grenzbereiche vorwagt, ist manches Handeln von Ärzten nicht nur faszinierend, sondern zugleich unheimlich geworden. Immer öfter wird darüber gestritten, ob man auch am Lebensende eines Menschen alles tun sollte, was möglich ist, um das Leben zu verlängern, selbst wenn das Weiterleben zum Vegetieren wird, das sich niemand wünscht.

Mit den technischen Möglichkeiten nimmt die Macht der wissenschaftlichen Medizin ständig weiter zu. Damit stellen sich ethische Grundsatzfragen umso dringender. Schon im Jahre 1951 schrieb der Internist und Neurologe Viktor von Weizsäcker: „Die moderne Medizin erscheint mir wie ein Koloss, der mir nicht gefällt, den ich irgendwie besitzen wie beseitigen möchte; aber er kommt mir zu groß, zu stark vor. Außerdem ist der Koloss bereits krank." Die High-Tech-Medizin darf nicht zum Gegenspieler der Heilkunde werden. Die meisten Menschen begrüßen die Macht der Medizin, solange sie sich erfolgreich gegen Krankheiten richtet. Es gibt aber auch eine Macht der Medizin, die sich gegen Patienten richtet. Diese empfinden Menschen dann, wenn sie sich ohnmächtig einem seelenlosen Krankenhaus oder einem verständnislosen „Ingenieurmediziner" ausgeliefert fühlen.

Am Beispiel der so genannten Patientenverfügung oder Vorsorgevollmacht lässt sich das hier Gemeinte veranschaulichen. Kaum ein Mensch hat ein Interesse daran, im Endstadium einer unheilbaren Erkrankung mit allen nur erdenklichen Mitteln am Leben gehalten zu werden. Mit einer Patientenverfügung dokumentieren Menschen ihren Willen, eines natürlichen Todes sterben zu dürfen und nicht von Ärzten mit lebensverlängernden Maßnahmen behandelt zu werden, die nichts mehr mit Lebensqualität zu tun haben. Ein solches schriftliches Dokument ist der Versuch des Menschen, mit den Ärzten auch dann noch in eine Art von Gespräch zu kommen, wenn ein Miteinander-Reden im üblichen Sinne nicht mehr möglich ist. Die Patientenverfügung bedeutet weit mehr als eine juristische Orientierungshilfe für die Ärzte. Es ist der Patient, der hier unmissverständlich auf die Tiefendimension der Heilkunde verweist, nämlich auf die Frage nach dem Sinn lebensverlängernder Maßnahmen für den einzelnen, einzigartigen Menschen anstelle einer zu wenig reflektierten Aktivität, die an zu allgemeinen Globalzielen wie etwa dem „Leben um jeden Preis“ ausgerichtet ist.

In vielen weiteren Feldern der hoch technisierten Medizin wird die Tiefendimension der Heilkunde unmittelbar spürbar. Die Möglichkeit zur Lebend-Organspende verweist auf Solidarität und transpersonelle Aspekte der menschlichen Existenz. Wissenschaftler beginnen, das Erbgut zu manipulieren, dessen Möglichkeiten und Grenzen man früher als gottgewollt hingenommen hatte. Man kann viele Krankheiten weit vor ihrem klinischen Ausbruch diagnostizieren und wirkungsvoll behandeln. Dadurch werden Menschen, die sich völlig gesund fühlen, plötzlich zu Patienten. Manch einer hätte vielleicht lieber unbefangener weiterleben wollen und am liebsten nichts von den in ihm schlummernden gefährlichen Krankheitsrisiken gewusst. Das Nichtwissen kann einen eigenen Wert haben, birgt aber Risiken und Nebenwirkungen in sich, auf die von Ärzten eindringlich aufmerksam gemacht wird. Daher sind viele Menschen dankbar für die Möglichkeit der Früherkennung und nehmen bei der „Vorsorgeuntersuchung“ die damit verbundene momentane Verunsicherung bewusst in Kauf, um alle Möglichkeiten der Gesunderhaltung zu nutzen. Dazu gehört Vertrauen. (Ausführlich habe ich dieses Thema in meinem Buch „Die Kunst zu leben – Krebs und Psyche“ am Beispiel der Krebsrisiken dargestellt, auch unter der Frage, warum viele Menschen dieses Angebot der Medizin *nicht* annehmen.)

Auch der selbstverantwortliche Patient braucht fürsorgliche Ansprechpartner

Wenn wir heutzutage über die Vertrauensbildung zwischen Patient und Arzt nachdenken, müssen wir berücksichtigen, dass an die Stelle der herkömmlichen Patient-Arzt-Beziehung vielerorts eine neue Gruppendynamik getreten ist. Der Patient begegnet in den Krankenhäusern und bei Überweisungen zu Fachärzten wechselnden Teams statt Ärzten, die ihn seit Jahren kennen und bei ihren Entscheidungen seine Lebenssituation berücksichtigen.

Das Vertrauen eines Menschen zu seinem Hausarzt hat eine völlig andere Grundlage als das Vertrauen, das er gegenüber den täglich neuen Gesichtern braucht, mit denen er in einer großen Klinik zu tun hat und bei denen er sich gut aufgehoben fühlen möchte. Der Hausarzt koordiniert Überweisungen zu Fachärzten und wertet ihre Einschätzungen aus. Er sammelt und verwaltet die komplette Krankengeschichte und ist im Idealfall immer die erste Anlaufstelle für den Patienten auf dem Weg durch den Dschungel der medizinischen Fachdisziplinen.

In unserem Gesundheitssystem wird immer unmissverständlicher an die Mündigkeit und Eigenverantwortlichkeit des Patienten appelliert. Tatsächlich nutzen viele Menschen die Möglichkeit, auch ohne einen Arzt an Informationen heranzukommen, zum Beispiel über das Internet. Aber fühlt sich ein kranker Mensch wirklich mündig und selbstverantwortlich? Wo ist die gute alte „Fürsorge" geblieben, auf die man sich verlassen kann, wenn man nicht mehr in der Lage ist, selbst Entscheidungen zu treffen? Wird ein psychisch schwer erkrankter Mensch auf eine geschlossene Station der Psychiatrischen Klinik gebracht, so sollte klar sein, dass das seiner Fürsorge dient. Andere übernehmen eine Zeit lang eine (Mit-) Verantwortung für ihn, die juristisch überwacht wird. Auch ein körperlich kranker Patient braucht von den Ärzten und Pflegenden, gerade wenn es immer wieder neue Gesichter für ihn sind, Signale, die ihm helfen, Vertrauen zu finden.

Soziale Rollen verlieren an Trennschärfe

Die Funktionen von Ärzten haben sich in der modernen Gesellschaft gewandelt. Vor allem die Spezialisierung hat zu einem veränderten Rollenverständnis im „Medizinbetrieb" (Schreiber 1971) geführt. Daraus ergeben sich Identitätsprobleme von Ärzten und manchmal auch Enttäuschungen von Erwartungen auf Seiten der Patienten und der Pflegenden. Ein Oberarzt der chirurgischen Klinik hat nicht nur die Rolle eines Operateurs, sondern zugleich die eines Teamchefs. Für Letztere wurde er aber nicht ausgebildet. Im Unterschied zu früheren autoritären Strukturen ist heute ein partizipativer Führungsstil gefragt mit dem Ziel, Konflikte im Team so gering wie möglich zu halten.

Auf einer chirurgischen Krankenstation erlebte ich vor längerer Zeit folgende Situation: Die Krankenschwestern sprachen gerade über einen schwierigen Patienten. Der Oberarzt kam herein und sagte: „Ich mache jetzt Visite. Bitte kommen Sie mit!" Die Krankenschwestern wiesen ihn darauf hin, dass sie erst ihre Besprechung zu Ende führen wollten. Der Arzt wurde barsch: „Ich will jetzt Visite machen und Sie kommen jetzt mit!" Offensichtlich fühlte er sich in seiner Autorität in Frage gestellt und wollte unmissverständlich klarmachen, wer hier das Sagen hat. Genauso ging es aber auch den selbstbewussten Krankenschwestern, und sie wurden rebellisch. Das Klima wurde immer angespannter. Nach einigen Tagen trug ein Medizinstudent, der als Famulus dabei war, zur Konfliktlösung bei. Er lud alle Streithähne zu seinem Geburtstags-Sekt ein und sprach das Problem offen an, bis alle wieder miteinander lachen konnten.

Derartige Konflikte ergeben sich oft aus strukturellen und ökonomischen Problemen. In modernen Krankenhäusern wird mit viel Aufwand versucht, Liegezeiten zu verkürzen. Diese Rationalisierungspolitik kann zu beruflichen Identitätsproblemen von Pflegenden, Ärzten und sonstigen Mitarbeitern im Krankenhaus führen, solange nicht eine angemessene neue Unternehmensphilosophie entwickelt wird zu der Frage, wie man auch mit einem knappen Zeitbudget Erfolgserlebnisse und Arbeitszufriedenheit erreichen kann. Es mag unvermeidlich sein, dass in der Pflege Abstriche gemacht werden. Ansätze wie beispielsweise die „Basale Stimulation" laufen darauf hinaus, die Angehörigen teilweise mit in die Pflege einzubeziehen. Früher mussten die Besucher das Zimmer verlassen, sobald das Pflegepersonal Aufgaben am Patienten wahrnehmen wollte. Heutzutage werden Angehörige schon mal gefragt, ob sie mithelfen möchten, was meistens gerne bejaht wird. Der Krankenhausalltag wird so für den Besucher transparenter, und für den Patienten, der dies wünscht, ist ein solches Zusammenwirken angenehmer.

In angloamerikanischen Ländern ist die Ausbildung von Pflegenden so organisiert, dass völlig klar geworden ist: Der Pflegeberuf ist etwas Eigenständiges, und Ärzte sind nicht die Vorgesetzten der Pflegenden. Überkommene Rollenvorstellungen kollidieren aber oft mit solchen Abgrenzungen. Zum Beispiel sind Pflegende weit besser als Ärzte im „Wundmanagement" ausgebildet, und doch ist dies juristisch gesehen eine ärztliche Aufgabe. Kaum ein Patient möchte es wohl mit solchen internen Problemen des Klinikpersonals zu tun bekommen, und doch glaube ich, dass es auch für Patienten lohnend ist, ein Gespür für Rollenerwartungen zu entwickeln; denn wenn man versteht, dass eine Therapie immer in bestimmten Rahmenbedingungen stattfindet, kann man sich besser orientieren (Schwartze 1998).

Immerhin werden ja auch an einen Patienten nicht selten widersprüchliche Rollenerwartungen herangetragen: mal soll er brav alles befolgen, was ihm „verordnet" wird, mal soll er mündig, selbstverantwortlich und aktiv sein. Wird er in den Augen von Ärzten oder Pflegenden „zu aktiv", kann das empfindliche Sanktionen nach sich ziehen. Zum Beispiel darf er, selbst wenn er gehfähig ist, das Krankenhaus nicht einfach zu einem Gaststättenbesuch verlassen, und er darf nicht abends im Krankenhaus mit seinen Freunden eine fröhliche Runde veranstalten, denn das könnte die Ruhe stören. Für seine Genesung wäre eine Überschreitung der starren Regeln des Krankenhauses aber vielleicht förderlich. Das Verhalten möglichst gut aufeinander abzustimmen kann leichter werden, wenn sich die Beteiligten der gegenseitigen Rollenerwartungen bewusst sind und damit möglichst flexibel umgehen.

Will das Krankenhausteam die Mündigkeit und Eigenverantwortlichkeit des Patienten fördern, muss es ihm auch Freiräume gewähren. Und der Patient hat die Aufgabe, diese zu erkennen und – mit Rücksicht auf die Erfordernisse der Abläufe im Krankenhaus – zu nutzen.

Als Patient musste ich nach einer Operation noch einige Tage in der Klinik verbringen. Eines Abends zauberte meine Frau in meinem Krankenzimmer ein gemeinsames „Candlelightdinner". Anstelle der öden Krankenhauskost in Plastikschüsseln brachte sie selbst gemachte Leckereien mit, eine bunte Tischdecke, Kerzen und Wein. Als wir die grellen Neonlichter ausgeschaltet hatten und die Gemütlichkeit der selbst gestalteten Atmosphäre genossen, kam der Chefarzt zur Abendvisite herein. Er war ziemlich verdutzt und sagte, so etwas habe er noch nie gesehen! Ich fragte mich: Wieso sind all die Patienten so „brav" und nutzen nicht die Möglichkeit, sich ihr Krankenzimmer „zu Eigen" zu machen? Natürlich muss sich der Patient an das Krankenhaus anpassen, aber auch das Krankenhaus muss sich dem Patienten anpassen, zumindest eine gewisse Toleranz zeigen. Und das ist auch in Mehrbettzimmern möglich. Wichtig ist doch nur, dass der Patient rechtzeitig seine Aktivitäten wieder zurücknimmt. Es ist also auch eine Resonanzbereitschaft des Patienten für das Geschehen in der Krankenhauswelt gefragt.

Die Halbgötter in Weiß treten in den Ruhestand

Weit stärker als in früheren Jahren werden die Ärzte von der Öffentlichkeit kontrolliert. Die früher verbreitete Charakterisierung von Ärzten als „Halbgötter in Weiß" ist einer nüchternen und kritischen Haltung gewichen. Auch hat sich das frühere lukrative Einkommen der meisten Ärzte derart verringert, dass Ärzte, denen die Rolle eines „Halbgottes in Weiß" gar nicht so schlecht gestanden hatte, heute bescheidener wirken. Der „Zeitgeist" hat sich geändert. Viele Chefärzte der jüngeren Generation fahren mit dem Fahrrad statt mit einer Limousine zur Arbeit; sie legen keinen großen Wert auf Statussymbole.

Die Veränderungen bieten einige Chancen für einen neuen, partnerschaftlichen Umgang miteinander. Innerhalb der Ärzteschaft sind intensive Diskussionen um ein Arztbild der Zukunft im Gange, und an den Universitäten werden neue Formen der Ausbildung entwickelt. Studierende der Medizin werden stärker als bisher dazu angeleitet, die Beziehungen zu Patienten sowohl professionell als auch persönlich zu gestalten. Solche Erneuerungen ändern natürlich zunächst noch nichts daran, dass die meisten Ärzte nie ein gründliches psychologisches Training erhalten haben. Die Seminare in Medizinischer Psychologie werden von vielen Medizinstudenten als „Tropfen auf den heißen Stein" empfunden, da der naturwissenschaftliche Anteil der Ausbildung ein wesentlich größeres Gewicht hat. Durchaus haben viele Ärzte eine unbefangene, natürliche Art von „Menschenkenntnis" erworben, die man nicht unterschätzen sollte. Dabei spielt Intuition eine wichtige Rolle. Manche Leute meinen: „So etwas hat man, oder man hat es nicht." In der medizinischen Psychologie versuchen wir jedoch, ein solch implizites Wissen von Ärzten wie auch von Patienten genau herauszuarbeiten und explizit bewusst zu machen (Lang und Faller 1998, Verres et al. 1999, Strauß et al. 2004).

Heilkunde und Vertrauen

Die Patient-Arzt-Beziehung ist umso besser, je unmittelbarer beiden bewusst ist, dass im Augenblick Heilkunde praktiziert wird. Das Wesen der Heilkunde umfasst neben medizinischem Fachwissen und Handwerkszeug auch das Fühlen, seelische Berührung und spirituelle Aspekte von Leben und Tod. Diese geistig-seelische Dimension wird im modernen Medizinbetrieb oft vernachlässigt. Sie kann aber bei Bedarf wiedergefunden werden.

Etwas anders ausgedrückt geht es um die Frage, wie ein vertrauenvolles *Miteinander* zwischen Patient und Arzt gefördert werden kann. „Das Paar Arzt-Patient ist nur selten ein harmonisches Paar gewesen, bei dem jeder der Partner von sich behaupten kann, durch das Verhalten des anderen voll und ganz befriedigt zu sein", sagt der französische Philosoph Georges Canguilhem (2004). Ein Patient, der einen „Heiler" sucht, erwartet vom Arzt mehr als ein reines Expertenwissen. Insofern kann es auch für den Arzt wichtig sein, für solche Erwartungen eine gewisse Offenheit zu zeigen, selbst wenn der Arzt bescheidenere Vorstellungen von der eigenen Berufsrolle hat.

Diese Offenheit erscheint mir auch deshalb wichtig, weil die meisten Patienten ihre Erwartungen nicht deutlich zeigen. Im Zustand krankheitsbedingter Regression auf kindliche Muster von Bedürftigkeit kann die Bewusstheit für das, was im Augenblick wesentlich ist, getrübt sein (Rudolf 2005). Nur wenige Patienten drücken ihre Erwartung an die Rolle ihres Therapeuten so deutlich aus wie es ein selbstmordgefährdeter Patient, der aufgrund einer schweren Depression schon lange arbeitslos war, mir gegenüber tat: „Ich suche einen Leuchtturm. Ich empfinde Sie im Moment als meinen Leuchtturm. Bitte weisen Sie mich nicht zurück!"

Als Patient möchte man vom Arzt verstanden werden, und zumindest einige Patienten haben ein Interesse daran, auch den Arzt zu verstehen, zum Beispiel in diesem Falle: was er wohl über die Rollenerwartung „Leuchtturm" denkt?! Das Verstehenwollen ist allerdings manchmal mit Anstrengungen verbunden. Gerade wenn man die Äußerungen eines Gegenübers als Zeichen eines vielleicht zu hohen Anspruchs empfindet, ist eine eigene Entscheidung notwendig: Will ich mich damit abfinden, dass noch kein Verstehen zustande gekommen ist, oder will ich weiterkommen?

Im Falle des Patienten, der mich bat, sein „Leuchtturm" zu sein, fragte ich also erst einmal zurück: „Wie meinen Sie das?" Er antwortete: „Ich habe die Orientierung in meinem Leben verloren. Ich weiß nicht mehr, was ich will. Ich brauche ein Licht, eine Orientierungshilfe, damit ich nicht untergehe!"

Bei einer solchen Beziehungsanfrage, die vordergründig als Schmeichelei empfunden werden könnte, muss man als Therapeut selbstkritisch sein. Es ist wichtig, die Sehnsucht des Patienten herauszuhören und möglichst aufzugreifen. Daher gab ich zurück: „Wenn es für Sie eine Hilfe ist, mich eine Zeit lang so sehen zu wollen, ist das für mich in Ordnung. Angesichts Ihrer Selbstmordgefahr, die Sie mir beschrieben haben, ist es für mich beruhigend, dass Sie zu mir Kontakt halten möchten. Vielleicht gelingt es uns gemeinsam, noch weitere Orientierungshilfen für Sie zu finden und neben dem Leuchtturm noch weitere Lichter zu entdecken." Ich gab ihm auch meine private Telefonnummer. Das tue ich immer bei selbstmordgefährdeten Menschen, und ich habe noch nie erlebt, dass dies missbraucht wurde. In den weiteren Gesprächen griffen wir das Bild des Leuchtturms immer wieder einmal auf, und ich brachte allmählich auch andere Metaphern ein, zum Beispiel die „Heulboje", die man nicht nur sieht, sondern auch hört. So kam zunehmend eine gewisse Flexibilität in unserer Beziehung zustande, und ich konnte einer zu starken Fixierung auf mich entgegenwirken.

Zum Wesen der Heilkunde gehört das gelingende Gespräch: die beidseitig spürbare Resonanz, das Zeigen, Aufgreifen und Ernstnehmen von Bedürfnissen. Je mehr den Beteiligten die grundlegende, unverzichtbar notwendige Bedeutung dieses Prinzips bewusst ist, umso mehr Energie werden sie in das Gespräch einbringen und zugleich sinnlich erleben, dass im Hier und Jetzt gemeinsam Heilkunde praktiziert wird. Fehlt diese Resonanz, so misslingt das Gespräch zwischen Patient und Arzt, und im ungünstigen Fall ist dann auch der Heilungsprozess in Frage gestellt.

Viele Menschen haben dies schon erlebt: Der Arzt murmelt etwas und stellt ein Rezept aus. Der Patient nickt und tut so, als habe er verstanden, kauft das Medikament in der Apotheke, nimmt es ein paar Tage lang ein und lässt die angebrochene Packung dann liegen, weil er die Bedeutung des Medikamentes nicht wirklich verstanden hat und auch noch keine Wirkung verspürt. In solchen Fällen hat der Patient eine negative Entscheidung getroffen: er hat zu schnell resigniert. Oder will er vielleicht mit solchem Verhalten seine „Autonomie“ bewahren?

Insofern ist für den Heilungsprozess die Bewusstheit darüber wichtig, dass *beide* Gesprächspartner nicht nur das Gelingen, sondern auch das Misslingen von Gesprächen beeinflussen können. Ein Arzt, der sich mit einem misslungenem Gespräch abfindet und sich auf seine medizinischen Verrichtungen zurückzieht, obwohl der Patient zeigt, dass ein gegenseitiges Verstehen noch nicht zustande gekommen ist, hat ebenso wie der vorhin erwähnte Beispielpatient eine Entscheidung getroffen, nämlich die Aufkündigung des gemeinsamen Gesprächs und das Nichtbeachten von Patientenbedürfnissen.

Die Chance, eine beiderseitige Einsamkeit in etwas *Gemeinsames* zu verwandeln, wird dann erhöht, wenn der Patient und der Arzt gleichzeitig den Eindruck haben, dass sie dasselbe wollen. Deswegen sagte ich: „Die Arzt-Patient-Beziehung ist umso besser, je unmittelbarer beiden bewusst ist, dass im Augenblick Heilkunde praktiziert wird.“

Hier stellt sich die Frage, ob der Begriff „Heilkunde“ überhaupt deutlich und klar ist. In der Brockhaus-Enzyklopädie von 1989 wird „Heil“ als Geborgenheit, Vollständigkeit, Unversehrtheit definiert. Auch Menschen, die nicht über das professionelle Wissen eines Mediziners verfügen, können in gewissem Maße Heilkunde praktizieren, z. B. als „Selbstbehandlung“ oder als Hilfeleistung für andere. Vom Arzt brauchen sie nicht in erster Linie Verordnungen, sondern Hilfe zur Selbsthilfe.

Der Begriff der Heilkunde hat einen umfassenderen Bedeutungsgehalt als der Begriff der Medizin, die als eine fachwissenschaftlich fundierte „Expertenhilfe" aufgefasst werden kann. Die konkrete medizinische Hilfeleistung steht mit der dazu notwendigen Diagnostik fast immer im Mittelpunkt der Patient-Arzt-Beziehung. Das Verhältnis zwischen diesen beiden Menschen hat aber noch eine andere Bedeutungsebene, die sich als *Mitgefühl* zeigt. Verrichtungen des Arztes am Körper des Patienten können mit oder ohne Mitgefühl für den Patienten erfolgen. Von praktizierter Heilkunde möchte ich nur dann sprechen, wenn ein solches Mitgefühl des Arztes für den einzelnen Menschen in dessen Lebenswirklichkeit *spürbar* ist.

Auch in philosophischer Sicht umfasst das Wissen der Heilkunde mehr als das Sachwissen des Mediziners. Im alten Rom bedeutete das lateinische Wort *salus* nicht nur *Gesundheit, Heil, Rettung,* sondern es stand zugleich für das allgemeine Staatswohl. Der Begriff wurde später auch mit der griechischen Göttin Hygieia identifiziert und bekam dadurch einen religiösen Gehalt. Was man als „Heilsgeschichte" bezeichnet, betrifft theologische Vorstellungen der Beziehungsgestaltung zwischen Gott und den Menschen. Heilsgewissheit finden wir besonders bei religiös orientierten Menschen, die aus ihrem Glauben Hoffnung schöpfen. Es verknüpft sich hier das Ideal der körperlichen mit der geistigen Gesundheit. In dieser Sicht sind auch Architekten, Lehrer oder Seelsorger für die Heilkunde zuständig, zum Beispiel dann, wenn sie sich mit heilsamen Wirkfaktoren von Räumen oder – genereller gesprochen – mit gesunden Lebensbedingungen befassen (Metzner 1999, Verres 2003).

Wenn wir vom Vertrauen reden, spielt auch die Moral eine Rolle. Viele Versuche, einen „guten Arzt" zu charakterisieren, laufen auf die einfache Formulierung des Wiener Philosophen Günther Pöltner hinaus: „Ein *guter Arzt* ist, wer der jeweiligen Situation von Not und Hilfe so zu entsprechen im Stande ist, dass er in Ausübung seiner ärztlichen Tätigkeit ein *guter Mensch* ist." Damit ist zweifellos eine sozial-ethische Dimension der ärztlichen Tätigkeit angesprochen.

Hierzu ein Beispiel. Eine Krebspatientin hat Angst vor der Chemotherapie und will sie abbrechen. Der Arzt überredet sie zum Durchhalten. Tut er das, weil er davon überzeugt ist, dass dies ihre Überlebenschancen und ihre Lebensqualität verbessert, oder tut er es, weil die Patientin in eine Therapiestudie eingebunden ist, deren Ergebnisse für seine weitere Karriere wichtig sind? Wie kann die Patientin sicher sein, dass sie nicht zum Versuchskaninchen degradiert wird? Der Begriff „Versuchskaninchen" ist natürlich polemisch. Es gibt durchaus viele Menschen, die dazu bereit sind, sich auf Experimente einzulassen und zu akzeptieren, dass sie damit auch zur Weiterentwicklung der Medizin beitragen. Wichtig wird sein, die Entscheidung nicht nur an der Diagnose und den Therapie-Empfehlungen festzumachen, sondern die „Nebenbedeutungen" des Geschehens in Bezug auf das Leben der Patientin zu betrachten. Andernfalls hätten wir einen Fall von Entfremdung oder gar von unmoralischer Vereinnahmung der Patientin für eigennützige Ziele des Arztes. Es dürfte wohl selbstverständlich sein, dass ein Arzt beide Perspektiven im Blick hat und auch seine eigenen Ziele offen anspricht (Berger und Luckmann 1980, Hofmeister 2000, Ritschl 2004).

Wir kommen nicht umhin zu prüfen, ob das Gesundheitssystem, dem sich Menschen anvertrauen möchten, in sich gesund ist. In einem „seelenlosen Krankenhaus" wird kaum eine heilsame zwischenmenschliche Resonanz zustande kommen. Der römische Satiriker Juvenal wurde viel zitiert mit seinem Satz *Orandum est, ut sit mens sana in corpore sano* („Es ist zu beten, dass ein gesunder Geist in einem gesunden Körper sei"; Satiren, Vers 10, 356). In diesem Sinne ist ein gesunder Körper nicht automatisch mit einem gesunden Geist gleichzusetzen, aber es ist gut, sich um beides zu bemühen. Auch ein Krankenhaus und eine Arztpraxis können als ein Körper, als ein Gefäß angesehen werden, das in sich gesund und moralisch einwandfrei sein soll, damit sich darin seelische Gesundheit entfalten kann: für die Mitarbeiter des Gesundheitswesens und für die Rat suchenden Menschen.

In der hoch spezialisierten Medizin gibt es Experten, die auf ihrem Gebiet exzellente Leistungen erbringen, aber in der konkreten Arzt-Patient-Begegnung manchmal vergessen, wie weit reichend das Wesen der Heilkunde verstanden werden kann. In solchen Situationen sollten die Möglichkeiten des *Patienten* erkannt werden, seinerseits das, was er über sich selbst und über die Heilkunde weiß, in die Situation einzubringen und so dem Arzt vielleicht eine Brücke zu bauen, damit über das gesprochen werden kann, was *für beide* wesentlich ist.

Ein Patient, der operiert werden soll, redet am Vorabend mit dem Anästhesisten über die Narkose, und er wird kurz über deren Risiken und Nebenwirkungen aufgeklärt. Nun könnte der Patient, wenn er ganz besonders eigenverantwortlich und mündig sein wollte, den Arzt bis in die Einzelheiten über die Wirkungsweise, die Risiken und Nebenwirkungen der vorgesehenen Medikamente und über eventuelle Alternativen ausfragen. Je genauer er sich darauf einlassen würde, desto mehr Fragen und Verunsicherungen könnten auftauchen. Das würde aber seine innere Bereitschaft, sich den Fähigkeiten des Anästhesisten zu überlassen, nicht wirklich fördern. Im Gegenteil! Die Gesprächsführung auf der Ebene rationalen Wissens muss für den Patienten dann nicht im Vordergrund stehen, wenn es gelingt, in der kurzen Begegnung ein tragfähiges Empfinden von Vertrauen und Aufgehobensein entstehen zu lassen und vielleicht einfach nur den Anästhesisten seine Fragen stellen zu lassen, die er für seine Planung braucht. Zu diesem Vertrauen kann der Arzt beitragen, indem er glaubwürdige Sicherheit und Kompetenz ausstrahlt, einige wesentliche Informationen gibt, die das Prinzip der Anästhesie mit Bezug zum Patienten verstehbar machen und die dem Patienten zugleich zeigen, dass es im Augenblick wirklich um ihn geht. Ob sich also eine Resonanz zwischen beiden ergibt, die zu Vertrauen führt, hat weniger mit irgendeinem Fachwissen des Patienten zu tun als mit der beiderseitigen Bereitschaft, auch auf Gefühle einzugehen.

Der Patient kann zur eigenen Beruhigung beitragen, indem er sich für die Signale des Arztes öffnet und, statt immer mehr Einzelheiten nachzufragen, ganz direkt die eigentliche Angst ausspricht, die ihn im tiefsten Inneren beschäftigt: etwa die Angst, bei einer Operation am Fuß mit Rückenmarksanästhesie, die das Bewusstsein nicht einschränkt, das Sägen und Reden der Operateure mit anhören zu müssen. Wenn es Patient und Arzt gelingt, im Sinne guter beidseitiger Resonanz diese den Patienten am meisten bewegende Frage ganz direkt miteinander zu besprechen, stellt sich für den Arzt eine völlig andere Herausforderung, als wenn er mit dem Patienten über die Wirkstoffe und deren Risiken und Nebenwirkungen diskutieren würde. Und der Patient erhält eine Antwort auf die ihm wichtige Frage. Dem Arzt kann es dann *ohne* eine derartige Diskussion gelingen, beim Patienten das Gefühl eines Aufgehobenseins auszulösen, also eine Gewissheit, richtig behandelt und ärztlich gut beschützt zu werden.

Mein Beispiel eines präoperativen Gesprächs mit dem Anästhesisten geht von der Erwartung aus, dass sich der Anästhesist angemessen verhalten wird. Was aber ist zu tun, wenn sich der Arzt nicht adäquat verhält? Der emeritierte Ärztliche Direktor des Psychiatrischen Universitätsspitals Bern, Wolfgang Böker, veröffentlichte im Deutschen Ärzteblatt 2003 ein krasses Fallbeispiel. Nach einer Fehlgeburt wurde eine junge Patientin zur Ausschabung der Gebärmutter in die Frauenklinik gebracht und zur Narkose in den Vorraum des Operationssaals gefahren. Nach längerem Warten trat ein vermummter Arzt von hinten an die entblößt Liegende heran und fragte kurz, ohne sich ihr vorzustellen, ob sie falsche, herausnehmbare Zähne trage. Es war der Anästhesist. Seine Frage war zwar berechtigt. Sie wurde aber zu abrupt, ohne Gesichtskontakt und Erklärung in unhöflicher Anonymität geäußert mit der Mentalität eines Facharbeiters, der ein Werkstück zur Bearbeitung prüft. Diesen Arzt interessierte nur ein Fragment der Patientin: die Verhältnisse in ihrem Mund-Rachen-Raum. Würde sich der vorgesehenen Intubation ein mechanisches Hindernis in den Weg stellen, ja oder nein? Dies war für die Frau, die sich mit dem Trauma der Fehlgeburt auseinander setzen musste und Angst hatte, keine ermutigende Begegnung.

Es ist leicht gesagt, die Patientin möge sich in einer solchen Situation „mündig" verhalten. Einer Frau in dieser Situation wird es wohl kaum gelingen, den Arzt zu bitten, behutsamer mit ihr umzugehen. Ich möchte ausdrücklich dazu ermutigen, solchen uneinfühlsamen Ärzten oder dem zuständigen Chefarzt zumindest im Nachhinein eine kritische Rückmeldung zu geben, z. B. als Brief, bei dessen Abfassung auch Angehörige helfen können. – Denn damit ist vielleicht auch den Patienten geholfen, die nach Ihnen kommen.

Zeit und Autorität in der Patient-Arzt-Beziehung

Besonders zwei Themen tauchen immer wieder auf, wenn Patienten über Probleme mit Ärzten berichten. Das erste lautet: *„Der Arzt hat nicht genug Zeit für mich."* Das zweite lautet: *„Der Arzt hört nicht genug zu, er ist zu autoritär."* Diese beiden Probleme können als Anzeichen von Kommunikationsstörungen verstanden werden, die durchaus lösbar sind, zumindest in vielen Fällen.

Erstens: „Keine Zeit." Überlegen wir kurz, in welchen Situationen wir sagen: „Ich habe keine Zeit." Das sagen wir meistens dann, wenn uns andere Dinge im Moment wichtiger sind, oder wenn das, worum es gerade geht, für uns zu anstrengend ist. Keine Zeit zu haben gibt es gar nicht (Nowotny 1989, Schmid 2000, Oesterreicher 2003). Im Prinzip haben wir, auch die Ärzte, immer Zeit. Die Frage ist nur: Wofür setzen Menschen ihre Zeit ein? Wie können wir die Zeit in sinnvolle Abschnitte einteilen? Wie können wir uns in schnell wechselnden Kontexten zurechtfinden? Inwieweit können wir uns gegen fremdbestimmende „Zeitfresser" wehren? Wie kommen die Prioritäten in einem gegebenen Augenblick zustande? Man kann darüber klagen, dass Ärzte zu wenig Zeit haben, aber man kann auch selbst dazu beitragen, dass sie sich zumindest so viel Zeit nehmen, wie es im Augenblick notwendig ist.

Es ist in diesem Zusammenhang angebracht, kurz auf einige gesundheitspolitische Aspekte der Honorierung ärztlicher Gespräche im Vergleich zu technischen Leistungen einzugehen.

Wie kommt es dazu, dass es in der Medizin von Jahr zu Jahr immer mehr und immer teurere Apparate gibt? Sie werden bereitgestellt, weil die bisher vorhandenen dem aktuellen Stand der Möglichkeiten nicht mehr entsprechen. Wenn nicht genügend Apparate nach dem neuesten Stand der technischen Entwicklung vorhanden sind, werden weitere gefordert, und sie werden auch bezahlt. Zwar gibt es auch bei der Anschaffung von Geräten Konkurrenzkämpfe – Anträge müssen gut begründet sein. Aber letztlich setzen sich die überzeugendsten Argumente durch.

Genauso ist es im Prinzip auch mit der Zeit für den Patienten. Wenn, zum Beispiel bei komplizierten Erkrankungen, ein angemessenes Budget an Zeit ebenso entschieden gefordert und begründet wird, wie es bei teuren Apparaten üblich ist, wird die Zeit auch bereitgestellt und bezahlt, z. B. als Fallpauschale. Zugleich geht es darum, die vorhandene Zeit so bewusst und wirksam wie möglich zu nutzen, indem Arzt und Patient gemeinsam auf das Resonanzprinzip achten. Im Übrigen verdienen die Apparate der Ärzte insofern eine Würdigung, als sie zur immer schnelleren und effektiveren Diagnostik und Therapieplanung beitragen, also Zeit *sparen* helfen.

Richtet der Arzt seine Aufmerksamkeit in Gegenwart des Patienten auf Laborwerte, Computerbilder, Geräte oder eigene Forschungsziele, so empfindet mancher Patient dies als ein Desinteresse des Arztes an einer menschlichen Begegnung. Man kann vom Arzt aber nicht verlangen, dass er beständig sein Interesse an der Person des Patienten zeigt. Laborwerte und Computerdaten sind nun einmal wichtige Informationsquellen. Sie kosten zwar Zeit, sind aber nicht etwas vom Patienten Verschiedenes, sondern Abbildungen aus seinem Inneren. Umso wichtiger werden die kurzen Augenblicke, in denen sich vielleicht die beiden Seelen berühren, sich in ihrem wechselseitigen Experten-Sein austauschen und einander informieren. Ein Gespräch zwischen Arzt und Patient ist ein Geschehen, das häufig durch die dazwischengeschaltete Technik unterbrochen wird, aber wieder aufgenommen werden kann. Wenn das Vertrauensverhältnis stimmt, hat der Patient in der Regel nichts daran auszusetzen, dass der Arzt seine Aufmerksamkeit auch den Laborwerten widmet.

Allen Beteiligten ist klar, dass die Ärzte dem einzelnen Menschen nur ein stark begrenztes Zeitbudget widmen können. Es ist nicht die Schuld des Arztes, dass er sich mit Krankenkassen und Finanzbürokratie auseinander setzen muss, Arztbriefe an Kollegen zu schreiben hat usw. Jeder Arzt würde gern seinen Patienten mehr Zeit widmen als der Bürokratie. Ausgerechnet diejenigen Ärzte, die aufgrund ihrer exzellenten Arbeit einen besonders guten Ruf genießen, bekommen dadurch das Problem, dass immer mehr Patienten zu ihnen streben. Das Zeitbudget für den Einzelnen wird dann noch knapper. Dadurch muss die Patient-Arzt-Begegnung in einem gegebenen Augenblick nicht unbedingt schlechter werden. Je kostbarer die knappe Zeit dieser Begegnung ist, umso wichtiger kann jedes Wort werden.

Das derzeit geltende Abrechnungssystem für Ärzte beruht vorwiegend auf dem Prinzip der Vergütung von Einzelleistungen. Wenn der Arzt bei allem, was er tut, ständig darauf bedacht sein muss, was ihm die einzelnen Handgriffe und apparativen Leistungen einbringen, besteht das Risiko, dass er durch dieses System ungewollt korrumpiert wird. Seine Investitionen müssen sich ja „rechnen“. Die Apparate müssen möglichst oft eingesetzt werden.

Ein psychotherapeutisch stark engagierter Psychiater zeigte mir einen riesigen Schrank, in dem massenhaft Elektroenzephalogramme (Hirnstromkurven) seiner Patienten lagerten. Er sagte lächelnd: „Damit verdiene ich das Geld, um mehr Zeit für meine Patienten zu haben. Andernfalls müsste ich die Patienten mit kurzen Sprechzeiten abspeisen. Das will ich aber nicht."

In Krankenhäusern setzen sich gegenwärtig so genannte Krankheits-Management-Programme durch. Anhand von medizinischen Diagnosen und Erfahrungswerten für durchschnittliche Behandlungskosten werden Fallpauschalen festgesetzt (DRG- oder „Diagnosis-related-groups"-System, svw.: „Einteilung nach Diagnose"). Auch bei diesen Programmen besteht das Risiko, dass am ehesten dort Ressourcen eingespart werden, wo es um Zeit geht. So werden vielerorts Psychologenstellen, die man früher mühsam erkämpft hatte, heute wieder wegrationalisiert, da sie nicht zur effizienzorientierten Logik von „Krankheitsmanagement" zu passen scheinen. Diese Programme können zu einer Entfremdung zwischen Arzt und Patient beitragen, indem sie den Arzt zwingen, so schnell und vordergründig „effizient" wie möglich zu arbeiten, mit dem Risiko, dass wichtige Aspekte unberücksichtigt bleiben.

Hinzu kommt die Forderung, gewinnorientiert zu arbeiten – Ärzte als Unternehmer. H. Neumann und A. Hellwig schrieben dazu 2002 im Deutschen Ärzteblatt:

„Eine Konsequenz der strukturellen finanziellen Optimierung wird sicher sein, dass hoch spezialisierte und gut rationalisierte Kliniken auf der Basis der DGRs höhere Gewinne werden machen können als Krankenhäuser ohne Spezialisierung. Es besteht damit die Gefahr der „Schnäppchenmedizin", die dazu führt, dass finanziell attraktive Patienten („*cash cow*") bevorzugt und unattraktive Patienten („*poor dog*") verschoben werden. Gerade die hoch spezialisierten Kliniken, die teure und aufwändige Leistungen anbieten, sind schon Gegenstand von Überlegungen, die Krankenhäuser in Aktiengesellschaften umzuwandeln. Nach Ansicht von Experten wird in zehn bis 15 Jahren die Hälfte aller Krankenhäuser in Form von Aktiengesellschaften geführt. Es wäre eine grundsätzliche Debatte wert, ob es zu verantworten ist, ein System, das immer noch der Daseinsvorsorge verpflichtet ist, der Gier von Shareholder-Value-Vertretern auszuliefern. In einem solidarisch finanzierten Sozialsystem gilt die Art des Umgangs mit leidenden Menschen immer noch als Kriterium für den Wert einer Gesellschaft. Kurzfristige Strategien oder längerfristig angelegte qualitative Umgestaltungen können dazu führen, dass dieses System Schaden nimmt. Es wird die entscheidende Prüfung sein, ob die Ökonomie mithilft, es zu erhalten, oder ob sie es zerstört. Dies wird in den nächsten Jahren sicherlich Gegenstand gesellschaftlicher und politischer Debatten sein müssen."

Der amerikanische Herzspezialist Bernard Lown, Autor des Buchs „Die verlorene Kunst des Heilens" (2004) und Gründer der mit dem Friedensnobelpreis ausgezeichneten Vereinigung „Ärzte gegen den Atomkrieg" (IPPNW), warnte vor der Vereinnahmung von Krankenhäusern durch gewinnorientierte Investoren:

„In einer marktorientierten Medizin weicht die Vorrangstellung des Patienten der perversen Einflussnahme von Investoren, Bürokraten, Versicherungsgesellschaften und Arbeitgebern. In dem Augenblick jedoch, in dem ärztliche Fürsorge dem Profit dient, hat sie die wahre Fürsorge verraten. Dieser moralische Irrweg lässt sich nicht mehr reparieren."

Umso wichtiger wird es, dass der Patient sich als Mensch dem Arzt rechtzeitig bemerkbar macht, soweit das möglich ist. Beendet der Arzt die Konsultation schon nach wenigen Minuten, so ist anzunehmen, dass aus der Sicht des Arztes alles Wichtige gesagt ist. Jeder Arzt kennt aber auch die Situation, dass ein Patient beim Verlassen des Zimmers, mit der Türklinke in der Hand, etwas anspricht, das ihm offensichtlich auch noch wichtig ist. Da die Konsultation aus der Sicht des Arztes bereits beendet ist, kann der Patient in diesem Moment nicht mehr mit viel Interesse des Arztes rechnen. Der „richtige Augenblick" für die Mitteilung oder Frage an den Arzt war verpasst worden.

Die Schlussfolgerung ist klar: Der Patient sollte das, was ihm wichtig ist, rechtzeitig sagen. Hierfür ist eine selbstbewusste Haltung nützlich, die den Arzt nicht in erster Linie als eine Autoritätsperson wahrnimmt. Damit sind wir beim zweiten Problem angelangt, das viele Patienten mit Ärzten haben: der Arzt sei „zu autoritär".

Zunächst einmal wird von einem guten Arzt aufgrund seiner gesellschaftlichen Position erwartet, dass er „Autorität" ausstrahlt. Immerhin wurde er gründlich ausgebildet, er hat schwierige Prüfungen bestanden, und nun möchte man sich zu Recht auf seine Urteilskraft und seinen Rat verlassen können. Insofern darf einem Arzt zugebilligt werden, in bestimmten Abschnitten des Patient-Arzt-Gesprächs die Führung zu übernehmen und dabei auch Fachausdrücke zu benutzen. Das akzeptieren die meisten Patienten, sofern der Arzt die Fachausdrücke erklärt.

Andererseits wird vom Patienten erwartet, mündig und eigenverantwortlich als „Experte seines eigenen Lebens" aufzutreten. Im Idealfall stehen also nicht eine Autoritätsperson (der Arzt) und ein Empfänger von Verordnungen (der Patient) einander gegenüber, sondern es sprechen zwei im Prinzip gleichberechtigte Personen miteinander, die auf jeweils verschiedenen Gebieten eine Autorität sind. Der Patient bringt die Inhalte in die Konsultation ein und ist Experte dieser Inhalte; der Arzt ist Experte des Weges (Ripke 1994).

Auch ein exzellenter Sportler kann sich mal ein Bein brechen und wird dann vom Arzt als Patient bezeichnet; dennoch weiß der Sportler weit mehr über seinen eigenen Körper, als es der Arzt je nachvollziehen kann. Das Wissen des Arztes ist nicht besser, sondern nur anders als das des Patienten. Im Übrigen ist der Arzt nicht nur der Inhaber seiner Rolle, sondern er ist ebenso wie der Patient ein „lebenskundiger" Mensch, ein Experte des eigenen Lebens. In dieser Überschneidung der „Autoritäten" liegt die Chance für eine Verwandlung der Situation in etwas *Gemeinsames*. Bei einem Gespräch über Vorsichtsmaßnahmen beim

Sport kann auch eine gemeinsame Freude an dieser Art von Bewegung mit anklingen.

Der Arzt soll in bestimmten Etappen des Gesprächs dem Patienten die Führung überlassen. Wenn er dies nicht tut, soll der Patient von sich aus anmelden, dass er etwas Wichtiges zu sagen hat und es braucht, dass der Arzt ihm zuhört. Unter diesem Aspekt könnte die z. B. von dem Heidelberger Systemiker Jochen Schweitzer diskutierte „Kundenorientierung" im Gesundheitswesen manchen Menschen Mut machen, im Gespräch mit einem Arzt etwas entschlossener zumindest zeitweise die Führung zu übernehmen, also darauf zu achten, dass schon zu Beginn des Gesprächs klargestellt wird, was der Patient unbedingt mit dem Arzt besprechen will. Das funktioniert erfahrungsgemäß besonders dann gut, wenn der Patient seine Fragen vorher notiert, um sie bei der Aufregung im Sprechzimmer nicht zu vergessen.

Ein selbstbewusstes Verhalten an den Tag zu legen fällt vielen Patienten nicht leicht. Zum einen bedeutet es oft eine Überforderung, weil man sich im Zustand des Krankseins verunsichert fühlt. Man möchte auch krank sein dürfen, sich anvertrauen dürfen wie ein Kind, Trost finden und das Gefühl haben, gut aufgehoben zu sein. Der Appell „Sei mündig!" wird in einer solchen Lage als unangemessene Zumutung empfunden. Manche Fragen ergeben sich ja auch erst im Laufe des Gespräches.

Ein selbstbewusstes, „mündiges" Verhalten ist bei Krankheit auch deshalb nicht einfach, weil atmosphärisch die autoritären Strukturen oft noch unterschwellig und unsichtbar nachwirken. Das „Halbgott-in-Weiß-Syndrom" ist sicherlich noch nicht völlig überwunden. Gerade kranke Menschen sind oft ganz besonders sensibel für die Atmosphäre im Gespräch.

Eine politische Dimension des als „zu autoritär" empfundenen Verhaltens mancher Ärzte liegt darin, dass autoritäre Strukturen auch jenseits der Patient-Arzt-Beziehungen eine lange Tradition haben und von autoritären Personen meist nicht so gerne freiwillig aufgegeben werden. Während der Kaiserzeit, während der Nazizeit und während der Unterdrückungsregime in Osteuropa schlugen viele Menschen, die sich als Untertanen fühlten, vor ihren Autoritätsfiguren innerlich die Hacken zusammen. Es beeindruckte mich noch während meines Studiums in den siebziger Jahren, als zwei junge Assistenzärzte vor ihrem Chefarzt, einem gebieterischen Ordinarius der alten Schule, zum abendlichen Rapport in Hab-Acht-Stellung strammstanden wie Unteroffiziere vor ihrem General. Manche Patienten haben damals ähnlich auf mich gewirkt. Diese Extremformen sind heute überwunden, aber bei genauer Beobachtung sieht man gar nicht so selten, dass Reste von Autoritarismus – zum Beispiel im Pulk bei der Chefarztvisite – mit der entsprechenden Unterwürfigkeit immer noch vorkommen. Die hierarchischen und patriarchalischen Strukturen in Krankenhäusern spiegeln allerdings auch die Tatsache wider, dass der Chefarzt die Letztverantwortung hat und oft Entscheidungen von großer Reichweite treffen muss.

Heute gilt das partnerschaftliche Gespräch nicht mehr als etwas, das sich ein Patient mühsam zu erkämpfen hätte, sondern als etwas, worauf er einen prinzipiellen Anspruch hat. Ein guter Arzt wirkt nicht autoritär, sondern souverän, und er zeigt dem Patienten, dass er Respekt vor ihm hat. „Wahre Autorität hat es nicht nötig, autoritär aufzutreten“, sagte der Philosoph Hans-Georg Gadamer. Darüber ist sich die Ärzteschaft zumindest offiziell längst einig.

Im ärztlichen Alltag wird das Thema „Zeit“ aus vielerlei Gründen vor allem im Zusammenhang mit *Zeitdruck* wahrgenommen. Man spricht auch vom „Handlungsdruck“: Ärzte müssen oft in kurzer Zeit Entscheidungen treffen, diese mit dem Patienten abstimmen und in Handlungen umsetzen. Dabei wird die Bedeutung der Entscheidungen für das Leben des Patienten nicht immer angemessen berücksichtigt.

Wenn wir uns mit der Bedeutung der Zeit für die Patient-Arzt-Beziehung befassen, kommt auch der „Zeitgeist“ in unseren Blick. Es verändern sich ja die gesellschaftlichen Umgangsformen, kontinuierlich findet ein allmählicher Bewusstseinswandel statt. Daran kann jeder im Rahmen seiner Möglichkeiten mitwirken, statt nur abwarten zu müssen, wie *andere* den Umgang mit der Zeit und damit auch das Klima in Krankenhäusern oder in Arztpraxen prägen. Oft führt es schon zum Erfolg, wenn man den Arzt ganz direkt und eindeutig um Zeit bittet: „Herr Doktor, ich habe eine Frage und wäre Ihnen dankbar, wenn Sie sich sieben Minuten Zeit für mich nehmen könnten. Wann ist das möglich?“

Die Zeit hat nicht nur eine wichtige Bedeutung in Gesprächen zwischen Patient und Arzt, sondern auch als Lebenszeit – auf deren Grenzen wir gerade im Krankheitsfall aufmerksam werden können. Während meiner therapeutischen Begleitung von Patienten, die gefährlich krank geworden waren, habe ich immer wieder miterlebt, dass viele von ihnen lernten, bewusster mit der Zeit umzugehen. Es ist nicht mehr alles so selbstverständlich und wichtig wie bisher, man ist aus den bisherigen Alltagsroutinen herausgerissen (oder – positiv ausgedrückt – eine Zeit lang von ihnen befreit), man besinnt sich neu. Werthierarchien, die früher eindeutig schienen, geraten aus den Fugen und erscheinen in einem neuen Licht. In der Regel finden Menschen, die gefährlich erkrankt sind, nach Entdeckung der Krankheit zunächst nur wenig Zeit zum Nachdenken, da sie in die Prozeduren von Diagnostik und Therapie eingespannt sind und die Angst das bewusste Reflektieren einschränkt. Ist diese Phase vorüber, sehen einige Patienten das Leben und den Umgang mit der Zeit anders als vorher. Menschen, die genau wissen, dass sie nicht mehr lange zu leben haben und dass der gegenwärtige Frühling vielleicht ihr letzter auf dieser Erde sein könnte, entwickeln eine zuvor nie gekannte Wahrnehmungsfähigkeit für Gefühle und für zwischenmenschliche Aufrichtigkeit. Auch das müssen Ärzte beachten.

Die Psychosomatikerin Almuth Sellschopp verglich einmal die Situation eines Menschen, der sich nach einer Krebsdiagnose plötzlich in Kliniken zurechtfinden muss, mit der Situation eines Astronauten, der auf den Mond katapultiert wurde. Im Unterschied zum Patienten wurde der Astronaut allerdings jahrelang auf die ihm fremde Welt vorbereitet.

Das Zeiterleben verändert sich. Schon ein kurzer Augenblick beim gelingenden Gespräch mit dem Arzt oder einem anderen hilfreichen Menschen kann nun zu einer reichen und tiefen Erfahrung werden. Insofern sind gerade diese Patienten Experten des guten Umgangs mit begrenzter Zeit. Umgekehrt lernt mancher Arzt von seinen Patienten, wie vielfältig subjektive Lebensqualität sein kann.

Ein Patient, der seinen Arzt an diesen Neuentdeckungen teilhaben lässt, schenkt ihm etwas Bedeutsames, das der Arzt trotz aller Zeitnot vielleicht zu schätzen lernt oder sogar auch selbst dringend braucht, ohne das zugeben zu wollen. Mit dem Geben und Nehmen in der Patient-Arzt-Beziehung verhält es sich keineswegs so, dass der Arzt nur gibt und der Patient nur nimmt. Vielmehr bekommt ein Arzt neben seinem Honorar auch Ideelles von seinen Patienten: Vertrauen, auf ihn gerichtete Hoffnung, Dankbarkeit und die Anregung, sich immer wieder neu mit der Einzigartigkeit jeglichen Menschenlebens zu befassen. So kann der Arzt mit jeder gelingenden Begegnung auch seinen eigenen Horizont und seine „Menschenkenntnis" erweitern, die eigene Lebenserfahrung vertiefen und sich im Idealfall der Weisheit oder gar dem Charisma eines heilkundigen Meisters annähern.

Wer also seinem Arzt die eigenen Sorgen zur Lebensführung *zumutet*, darf sich darüber klar sein, dass er ihm damit gleichzeitig auch etwas *gibt*, selbst wenn dieser nervös signalisiert, dass er *keine Zeit* zu haben scheint. Vielleicht merkt der Arzt erst später, dass er in dieser Erfahrung auch selbst etwas dazugelernt hat. Mein inzwischen verstorbener Heidelberger Arztkollege und Freund Thomas Ripke hat dies sehr ansprechend und unterhaltsam in seinem Büchlein „Sprechzimmergeschichten – heilsame Momente" (2001) beschrieben. Wer sich klarmacht, dass auch der Arzt in seinem Sprechzimmer täglich so etwas wie Lebenskunst praktiziert, findet auch in schwierigen Situationen Möglichkeiten, ihn in seiner Eigenschaft als Mensch anzusprechen und den Kontakt herzustellen: z. B. indem er auf ein Bild eingeht, das der Arzt an die Wand gehängt hat, oder auf irgendetwas anderes, das etwas über seine Persönlichkeit auszusagen scheint.

Dies alles gilt im Übrigen auch für die anderen Beziehungen eines Kranken. Ich habe immer wieder erlebt, wie stark sich die Mitmenschen eines Kranken positiv veränderten, wenn sie sich wirklich auf ihn einließen.

Wie man einen Arzt für sich gewinnen kann

Der viel beschworene Appell an Patienten, mündig und eigenverantwortlich aufzutreten, darf nicht überstrapaziert werden. In manchen Situationen ist es erleichternd, ganz bewusst die Autorität des Arztes anzuerkennen. Er ist medizinischer Experte, Gesprächsführungsexperte, er hat die Verfügungsgewalt über Medikamente und das „Krankschreiben“, er ist normalerweise einigermaßen gesund und ist Hausherr.

Wenn der Patient in dieser asymmetrischen Situation dennoch nicht zu kurz kommen will, kann er sich dadurch helfen, dass er sich die grundlegenden Merkmale eines gelingenden Gesprächs klarmacht. Jedes Gespräch bedarf eines gegenseitigen Interesses, beginnt mit einer Einleitung, hat ein Zentrum und eine Ausleitung. Je besser sich der Patient auf das Gespräch vorbereitet, umso produktiver wird das Gespräch für *beide* Beteiligten sein. Normalerweise ergreift der Patient die Initiative zum Arztbesuch, also geht auch von ihm die inhaltliche Vorbereitung aus. Der Patient hat ein Bedürfnis, und er nimmt an, dass er es nicht ohne den Arzt befriedigen kann. Meist möchte er vom Arzt eine Antwort auf sein eigenes Bedürfnis haben. Je klarer der Patient dieses Bedürfnis in das Gespräch einbringt, umso größer ist die Chance, dass er eine befriedigende Antwort bekommt.

Wenn der Patient Angst hat, sei es vor der Erkrankung, vor der Diagnostik, vor der Therapie, vor Ablehnung durch den Arzt oder sei es als Angst im Sinne einer eigenständigen Erkrankung, so ist es angemessen, diese Angst ganz direkt anzusprechen. Der Arzt kann ja nur dann auf Gefühle des Patienten eingehen, wenn sie für ihn auch wahrnehmbar werden. Zwar gibt es Ärzte, die hierfür besonders sensibel sind; doch im Zweifel sollte der Patient sich nicht scheuen, so deutlich wie möglich zu werden.

Das gilt auch für andere unbehagliche Empfindungen. Eine Patientin wurde nach der Untersuchung ihrer Brüste halb nackt auf der Untersuchungsliege zurückgelassen, während die Ärzte noch über die Befunde diskutierten. Ihr war diese zu lange dauernde Situation sehr unangenehm, und sie beklagte sich hinterher bei mir über das uneinfühlsame Verhalten der Ärzte. Sie hätte ihre Blöße aber auch selbst wieder bedecken können, um so ihre Autonomie zu wahren. Doch sie hatte Recht, sich zu beschweren – und sie hätte es direkt bei den behandelnden Ärzten tun sollen.

Die *Zeitvorgabe* hat einen entscheidenden Einfluss auf den Gesprächsverlauf. Wenn ein Arzt alles tut, damit sich der Patient angenommen fühlen kann, mag dies beim Patienten so ankommen, als ob der Arzt *grenzenlos* für ihn Zeit habe. Daraus entsteht manchmal eine verwirrende Botschaft: Der Arzt ist ganz für den Patienten da und hat dennoch kaum Zeit für ihn. Fasst sich der Patient kurz, schlägt er das Angebot des Arztes, ihn vorbehaltlos anzunehmen, aus; nimmt er sich viel Zeit, so überschreitet er die Kapazität des Zeitbudgets.

Eine solche Verwirrung lässt sich dadurch auflösen, dass von vornherein geklärt wird, wie viel Zeit zur Verfügung steht. Da der Patient nicht einschätzen kann, wie viel Zeit der Arzt für seine Aktivitäten brauchen wird, sollte er sich vorher überlegen, wie viel Zeit er für die Äußerung der eigenen Bedürfnisse etwa in Anspruch nehmen möchte. Bereits bei der Anmeldung zur Konsultation sollte er dies der Arzthelferin sagen. Erfahrungsgemäß können die meisten Patienten sich selbst und ihr Problem im Hinblick auf den Zeitaufwand richtig einschätzen, und sie sind daran interessiert, sich im Gespräch mit dem Arzt auf das Wesentliche zu konzentrieren. In dieser Sicht erscheint dann die Kürze des Gespräches nicht als Zeichen eines Defizits, sondern als etwas Angemessenes. Wichtiger als die Dauer des Gesprächs ist die gegenseitige Aufmerksamkeit.

Vor Therapiemaßnahmen, bei denen der Patient mit sich allein ist, wie zum Beispiel bei Chemotherapie-Infusionen, wirkt ein mitgebrachtes Kassettengerät mit Kopfhörern und selbst ausgesuchter Musik entspannend. Steht aber ein wichtiges Gespräch bevor, dann gilt es, Vorhergehendes abzuschalten, das vorhandene Wissen zu aktivieren und sich – wenn möglich – auf die Eigenarten des Arztes innerlich einzustellen, anstatt sich mit Wartezimmer-Illustrierten abzulenken. Und ein guter Arzt bereitet sich auch seinerseits auf den Patienten vor, indem er sich seine Kartei-Notizen oder weitere Unterlagen anschaut, bevor er den Patienten in das Sprechzimmer kommen lässt.

Meist eröffnet der Arzt das Gespräch mit einer Frage. Diese bedeutet bereits eine Einschränkung für den Patienten, wenn sie auf ein bestimmtes Thema zielt und damit andere Themen zunächst ausschließt, die möglicherweise für den Patienten wichtiger sind, zum Beispiel das Thema „neue Beschwerden“. In solchen Situationen ist eine gewisse Geistesgegenwart des Patienten erforderlich: Passt die Frage des Arztes überhaupt zu dem, was ich hier möchte? Hat sich der Patient auf diese Situation gut vorbereitet, wird es ihm auch gelingen, sich richtig zu verhalten.

Schreibt der Arzt während der Ausführungen des Patienten etwas in seinen Computer oder blättert gleichzeitig in Befunden, so ist dies nicht gleich als Desinteresse zu werten. Nachdem der Arzt (hoffentlich) die vom Patienten geäußerten Bedürfnisse angehört hat, muss der Patient ihm eine Phase zubilligen, in der der Arzt versucht, anhand weiterer Informationsquellen ein umfassendes Bild von der Situation des Patienten zu gewinnen, Notizen zu machen und das Vorgehen zu klären. Jeder Arzt entwickelt die Fähigkeit, während eines Gesprächs auch zusätzliche Informationen zu verarbeiten.

Auch ist nicht davon auszugehen, dass ein Gespräch nur dann gut ist, wenn beide Beteiligten einen kontinuierlichen Blickkontakt miteinander haben. Wenn einer der Gesprächspartner den Blick vom anderen abwendet, kann dies *beiden* helfen, sich zu sammeln. Ich selbst kann einen mir wichtigen Gedanken oft dann besonders gut entfalten, wenn ich meinen Blick zeitweilig vom Gesprächspartner abwende.

Wenn der Patient eine „Eröffnungsrede“ halten will (sie sollte möglichst kurz sein), ist es empfehlenswert, diese auch abzurunden, zum Beispiel mit der Feststellung: „So, das ist es, deswegen bin ich hier.“ Die *Ansprache an den Arzt* ist nämlich die Voraussetzung für die *Aussprache mit dem Arzt*, und es ist sinnvoll, den Übergang zwischen diesen beiden wichtigen Gesprächsabschnitten bewusst zu markieren. Der Patient kann dem Arzt besser zuhören, wenn er sicher ist, dass er sein Problem deutlich genug dargeboten hat.

Verhandlung oder Verordnung?

Manche Patienten interpretieren ein aufmerksames Zuhören des Arztes, wenn es mit „mh“ oder Worten wie „aha“ begleitet ist, als Zustimmung zu ihrer Sichtweise. Es kann dann ein Missverständnis entstehen: „Der Doktor ist genau meiner Meinung, denn er hat nichts dagegen gesagt.“ Verständnis ist aber nicht mit Einverständnis gleichzusetzen, und Zuhören bedeutet nicht Zustimmung. Ein Arzt kann andere Vorstellungen über wünschenswerte Ziele haben als der Patient, und dies muss man ihm wohl auch zubilligen.

Selbst wenn sich der Arzt während des Zuhörens vor allem auf Verständnis und die Zurückhaltung eigener Positionen einstellt, ist im dann folgenden zentralen Gesprächsabschnitt seine Echtheit als Mensch gefragt: Er wird als Person und Arzt in aller Freiheit so antworten, wie er es zu diesem Zeitpunkt verantworten kann. Es kann durchaus vorkommen, dass der Arzt das Patientenbedürfnis ablehnt.

Hierzu ein Beispiel. Ein junger Patient möchte ein Rezept für ein starkes, Abhängigkeit erzeugendes Schlafmittel haben. Der Arzt erkennt die bestehende Abhängigkeit und lehnt es ab, die Rolle eines Drogenlieferanten zu übernehmen. Er sei aber offen, wenn der Patient versuchen wolle, von seiner Abhängigkeit loszukommen. Dem Bedürfnis des Patienten nach regelmäßiger Schlafmitteleinnahme steht das Konzept des Arztes gegenüber: Leben ohne Drogen. Diese Konstellation bedeutet einen Konflikt: Der Arzt wird zum Gegner des Patientenmotivs. Auf einer anderen Bedeutungsebene könnten dennoch Patient und Arzt zu einer Übereinstimmung gelangen – zumindest über den Stil der Auseinandersetzung, und zu der Notwendigkeit, einander ernst zu nehmen und eine Lösung zu finden, zu der beide Gesprächspartner stehen können.

Ein guter Arzt zeichnet sich nicht durch prinzipielle Gefälligkeit gegenüber dem Patienten aus, sondern auch durch die Fähigkeit, eigene Wertvorstellungen mit denen des Patienten abzugleichen. Ich selbst habe dieses Problem mit solchen Patienten erlebt, die von mir ein Gutachten über dauerhafte Erwerbsunfähigkeit haben wollten, um vorzeitig in Rente zu gehen. In solchen Fällen kommt man als Arzt in die Rolle eines Richters, der nicht nur die Nöte des Patienten zu berücksichtigen hat, sondern auch an der Gerechtigkeit innerhalb der Solidargemeinschaft orientiert sein muss, aus deren Beiträgen die Rente bezahlt werden würde. Inzwischen lehne ich solche Aufträge grundsätzlich ab, weil sie meinem Naturell nicht entsprechen und es genug andere Ärzte gibt, die sich auf solche Aufgaben spezialisiert haben.

Ein weiteres Beispiel für eine „Richterfunktion" von Ärzten sind Gespräche, die wir in unserem Heidelberger Institut für Medizinische Psychologie mit Menschen führen, die zu einer Lebendnieren-Organspende bereit sind. Ein etwa 60-jähriger Mann kam mit seiner wesentlich jüngeren Ehefrau in meine Sprechstunde. Die junge Frau hatte eingewilligt, sich eine ihrer beiden Nieren herausoperieren zu lassen, um diese dem kranken, dialysepflichtigen Ehemann zu spenden. Eine solche Konstellation ist im Prinzip ein beeindruckendes Zeichen zwischenmenschlicher Solidarität und vielleicht von Liebe. In diesem Fall bekam ich allerdings den Eindruck, dass der Mann eine enorme Durchsetzungskraft hatte und die Frau in einer Weise anpassungsbereit war, dass ich mir Sorgen um sie machte. Es gibt ja auch unterschwellige Arten von Erpressung. Daher führte ich anschließend getrennte Gespräche mit den beiden, und ich bat die junge Frau ausdrücklich darum, ihre Entscheidung, die mit beträchtlichen Risiken für sie selbst verbunden war, noch einmal gründlich zu überdenken. Da die Lebendnierenspende von den Chirurgen nur durchgeführt wird, wenn ein zustimmendes psychologisches Fachgutachten vorliegt, kam ich in die Doppelrolle eines Beraters und eines Richters. Dies sprach ich ganz offen an und regte ein weiteres Gespräch nach Bedenkzeit an. Inzwischen werten wir – unter Leitung meines Kollegen Jochen Schweitzer – solche Gespräche und die anschließenden Verläufe wissenschaftlich aus, um sie zu optimieren.

Für unser Thema, den Umgang mit der Autorität des Arztes, bedeutet dieses Beispiel ebenso wie das Beispiel des schlafmittelabhängigen Patienten, dass es Situationen gibt, in denen eine besondere Professionalität des Arztes im Umgang mit ethischen Grundsatzfragen gefordert ist. Eine solche Situation wird als Konflikt gedeutet, wenn die Verschiedenheit der Konzepte von Patient und Arzt zunächst als eine Art von Gegnerschaft erscheint. Der Allgemeinarzt Thomas Ripke, von dem ich viele Anregungen aufgegriffen habe, schlug für solche Situationen vor, vom Konflikt zur „Koexistenz“ zu kommen, also die Verschiedenheit der Konzepte nicht als Gegnerschaft zu sehen, sondern unbeirrt als eine Möglichkeit, Partnerschaft zu gestalten und im Idealfall einen *Konsens* erreichen, eine ausgehandelte Übereinstimmung trotz anfangs unterschiedlicher Konzepte.

Ein Mann, der stark an seinem unerfüllten Kinderwunsch litt, vertraute sich seinem Arzt an. Dieser kommentierte das Leiden des Patienten, freundlich-ironisch lächelnd, mit einer Gegenfrage: „Muss es denn wirklich unbedingt aus den eigenen Lenden sein? Warum bewerben Sie sich nicht um eine Adoption?“ Der Patient fühlte sich zunächst nicht ganz ernst genommen, verstand dann aber, dass der Arzt darauf hinaus wollte, das Gespräch vor einem geweiteten Horizont zu führen.

Selbst wenn der Patient Wünsche an den Arzt hat, die dieser nicht sogleich zu erfüllen bereit ist, gibt es die Chance, dass er vom Arzt lernt. Mir ist klar, dass ich mit solchen Ausführungen ein Idealbild ärztlicher Autorität zeichne, dem wohl nicht alle Ärzte gerecht werden können. Aber es ist möglich, sich *gemeinsam* solchen Idealen anzunähern.

Mir geht es darum, den Unterschied zwischen *Verordnung* und *Verhandlung* im Patient-Arzt-Gespräch deutlich zu machen. Es gibt zweifellos viele Situationen, in denen der Arzt ganz genau weiß, was zu tun ist, so dass er eine eindeutige Verordnung gibt, zum Beispiel ein Antibiotikum bei einer Infektion oder die Veranlassung eines sofortigen chirurgischen Eingriffs bei einem bewusstlosen Unfallpatienten.

Das Prinzip der ärztlichen Verordnung schließt aus, dass sich der Patient im Gespräch durchsetzt. Das Prinzip der Verhandlung zwischen Patient und Arzt lässt es demgegenüber offen, wer Recht behalten wird. Erst im Dialog und am *Ende* des Gespräches (oder nach einer Bedenkzeit) wird ein Konsens darüber hergestellt, was für beide, Patient und Arzt, akzeptabel und gültig ist. Im Hinblick auf den Umgang mit der begrenzten Zeit und mit der Autorität des Arztes bedeutet dies für den Patienten, die Vorstellungen des Arztes daraufhin zu prüfen, ob er, der Patient, bereit ist, sich diesen gegebenenfalls anzuschließen – und die seinen zu ändern. Dazu ist es nützlich, auf die eigenen Körperempfindungen zu achten und diese auch dem Arzt mitzuteilen, zum Beispiel etwa so: „Die Art, wie Sie mir das gerade gesagt haben, hat mich ziemlich geschockt. Können Sie versuchen, mir noch irgendeine positive Botschaft zu geben, bevor ich Ihr Zimmer verlasse?“

Auch ist es empfehlenswert, im Zweifelsfall eine ärztliche *Verordnung* zunächst als *Vorschlag* anzuhören. Es gibt Weisungen, die keinen Widerspruch dulden, und dennoch kann es für den Patienten wichtig sein, Einwände zu äußern. Für den Arzt ist es notwendig zu wissen, ob der Patient seine Weisungen „einsieht“, denn der Arzt weiß genau, dass seine Verordnungen nur dann wirken, wenn der Patient *auch innerlich* zugestimmt hat. Jedem Arzt ist klar, dass Millionen teurer Medikamentenschachteln ungenutzt im Abfall landen, weil Patienten die Pillen nicht einnehmen. Da die Summe der vom Arzt verschriebenen Medikamente kontrolliert wird und „gedeckelt“ ist (bestimmte Beträge dürfen nicht überschritten werden, andernfalls wird der Arzt seinerseits zur Kasse gebeten), möchte kein Arzt zur Verschwendung von Medikamenten beitragen. Daher ist es auch im Interesse des Arztes, dass der Patient seine Einwände ganz klar äußert. Wenn dieser das nicht rechtzeitig tut, entwertet er im Grunde das gemeinsame Gespräch, mindert eventuell seine eigenen Therapiechancen und trägt zur Verschwendung von Zeit und Geld bei.

Thomas Ripke unterschied zwischen delegierenden und dirigierenden Patienten. Wo auf dem Kontinuum zwischen diesen beiden Polen möchten Sie sich selbst platzieren? Die *delegierenden Patienten* neigen dazu, sich dem Arzt unterzuordnen und lassen fast alles mit sich machen – der Arzt soll die Entscheidungen treffen. Oftmals haben diese Patienten aber *doch* ein eigenes Konzept. Die *dirigierenden Patienten* akzeptieren den Arzt nur so lange, wie er ihrem eigenen Konzept nachkommt. Unter Ärzten werden sie manchmal auch etwas kritisch als „Anspruchspatienten“ bezeichnet. Für ein Patient-Arzt-Gespräch kann es wichtig sein, dass der Patient sich seiner eigenen Haltung auf dem Kontinuum zwischen diesen beiden Polen bewusst ist und seine Position deutlich macht. Auch gegenüber Patienten, die klare Ansprüche formulieren, hat der Arzt eine „Sieb-Funktion“: das Heraussieben, das Sortieren und Ordnen der für Diagnose und Therapie entscheidenden Informationen. Ein gut vorbereiteter Patient kann dem Arzt diese Aufgabe teilweise abnehmen und dazu beitragen, dass man möglichst direkt auf einen gemeinsamen Nenner kommt.

Die Unterscheidung zwischen delegierenden und dirigierenden Patienten zeigt im Übrigen, dass das Gespräch mit einem heilkundigen Menschen auch Möglichkeiten der Selbsterfahrung in sich birgt. Können Sie sich noch an eine besonders gute und an eine besonders ungute Szene mit einem Arzt erinnern? Solche Erinnerungen sind aufschlussreich, wenn es darum geht herauszufinden, welche Art von Unterstützung Sie wirklich brauchen und welches ärztliche Verhalten zu Ihnen besonders gut passt.

Wenn Sie eher dazu neigen, die Verantwortung an den Arzt abzugeben, bedeutet dies wahrscheinlich, dass Ihnen eine Art von „Beelterung“ gut tut. Nur vordergründig betrachtet, widerspricht eine solche Symbiose der Idee des mündigen Patienten. Es ist auch in diesem Falle ein eigenverantwortliches Verhalten möglich, indem Sie den Arzt auf seine Vertrauenswürdigkeit testen, etwa nach folgendem Muster: Der Arzt stellt unmissverständlich klar, dass Sie ein bestimmtes Medikament regelmäßig einnehmen müssen, auch wenn Sie dessen Wirkung nicht spüren werden. Nun kennen Sie sich selbst schon etwas länger als der Arzt Sie kennt, und erfahrungsgemäß neigen Sie dazu, sich ärztlich empfohlene Medikamente zwar zu besorgen, dann aber doch nicht einzunehmen. In einem solchen Fall könnten Sie genau dies dem Arzt mitteilen und ihn bitten, seinerseits kritisch nachzufragen, ob er Ratschläge hat, die Ihrem Typ entsprechen. Zum Beispiel gibt es bei einigen Medikamenten verschiedene Darreichungsformen: solche, die drei Mal täglich einzunehmen sind, und Depotpräparate, deren Wirkung länger anhält. Viele Frauen kennen diesen Unterschied bei den verschiedenen Methoden der Empfängnisverhütung. Indem Sie dem Arzt eine Chance geben, seine Therapievorstellung auf Sie als Mensch mit Ihren Stärken und Ihren Schwächen abzustimmen, erhöhen Sie nicht nur die Wahrscheinlichkeit einer wirksamen Therapie, sondern auch die einer tragfähigen Patient-Arzt-Beziehung.

In der Psychotherapie ist es üblich, dass zum Kennenlernen von Patient und Therapeut zunächst einige so genannte probatorische Gespräche vereinbart werden, also Gespräche, bei denen man prüft, ob man zueinander „passt", bevor man eine verbindlichere Beziehung miteinander eingeht. Dieses Modell scheint mir durchaus auch für Patient-Arzt-Beziehungen in der eher körperorientierten Medizin nützlich zu sein, zumindest in größeren Städten mit entsprechenden Möglichkeiten der freien Arztwahl.

In der Psychologie bezeichnen wir solche Gespräche als „Metakommunikation": Es geht nicht nur um die Sache, sondern auch um die Beziehungsklärung mit dem Ziel, eine wirksame Resonanz zwischen beiden Gesprächspartnern zu erreichen. Selbst wenn ein Arzt zunächst irritiert reagiert, besteht zumindest die Möglichkeit, dass es auch ihn zum Nachdenken anregt. Die meisten Ärzte sind primär an den sachlichen Themen orientiert und nur in zweiter Linie an der Gestaltung einer Beziehung zum Patienten. Das ist ihnen nicht grundsätzlich zum Vorwurf zu machen. Auch eine Orientierung an der Sache, am Thema, kann als Zeichen der Hingabe des Arztes an seinen Beruf gedeutet werden. Seine psychologischen oder lebensphilosophischen Fähigkeiten wird der Arzt umso besser einbringen können, je ausdrücklicher er hierzu vom Patienten angefragt wird.

4. Kapitel
Wege zur ganzheitlichen Heilkunde

Der nun folgende, sehr subjektive Blick hinter die Kulissen der Medizin kann, wie ich meine, zu einem vertieften Verständnis von Möglichkeiten des Umdenkens führen. Anhand eigener Erfahrungen von meinem Medizin- und Psychologiestudium bis heute möchte ich veranschaulichen, wie begrüßenswerte Verbesserungen im „Medizinbetrieb" zustande kommen. Man möge mir zugestehen, dass ich dabei am Beispiel meiner eigenen Lehrjahre auch einige Umwege darstelle. Ich möchte zeigen, dass es beim Begreifen von Grundprinzipien der Heilkunde nicht nur um das Erlernen von Faktenwissen geht, sondern um Persönlichkeitsentwicklung. Diese findet in Interaktion mit anderen statt.

Vorbilder können eine große Rolle spielen. In meiner medizinpsychologischen Hauptvorlesung für Medizinstudenten habe ich hierzu interessante Erfahrungen gemacht. Seit einigen Jahren lade ich zu jeder Doppelstunde einen Experten ein, der die Themen der Medizinischen Psychologie anhand seiner konkreten Berufspraxis veranschaulicht. Zur Entwicklungspsychologie beispielsweise erkläre ich zuerst die wichtigsten Forschungsergebnisse, und direkt danach gibt der Direktor der Abteilung für Neonatalogie an der Universitätskinderklinik, Otwin Linderkamp, einen Einblick in die Umgangsweise seines Teams mit Babys und ihren Müttern. Das Thema „Partnerschaft, Erotik und Sexualität" wird lebendig angereichert durch Erfahrungsberichte des Sexualtherapeuten Ulrich Clement. Zur Bedeutung der Ästhetik für das ärztliche Handeln zeigt die Würzburger Kieferorthopädin Angelika Stellzig-Eisenhauer, welche Möglichkeiten, Grenzen und ethischen Aspekte es bei chirurgischen Operationen im Gesicht gibt. Die psychologischen Probleme und Bewältigungsmöglichkeiten von Menschen mit Behinderungen lasse ich von einer außerordentlich engagierten und kreativen

Betroffenen, Anette Albrecht, darstellen. Zu der Frage „Was ist ein guter Arzt und wie wird man ein solcher?“ stehen der Direktor der Chirurgischen Klinik, Markus Büchler, und der Allgemeinarzt und Psychotherapeut Thomas Weiss den Studenten Rede und Antwort. Das Thema „Umgang mit Sterben und Tod“ schließlich wird von so verschiedenen Experten wie Hospizleitern bis hin zu Anatomieprofessoren präsentiert.

Interessant dabei ist, dass fast alle eingeladenen Experten zunächst etwas verlegen und fast abwehrend reagieren, wenn ich ihren Werdegang darstelle und den Studenten sage: „Betrachten Sie diesen Arzt (bzw. diese Ärztin) getrost einmal unter dem Aspekt, ob er (bzw. sie) für Sie ein Vorbild sein könnte.“ Es scheint etwas aus der Mode gekommen zu sein, dass Hochschullehrer sich den Studenten als ein mögliches ärztliches Vorbild anbieten. Fast alle eingeladenen Experten legen Wert auf die Feststellung, dass sie als ganz normale Menschen angesehen werden wollen. Und genau deshalb stelle ich sie meinen Studenten vor. Seit ich dies tue, hat die Teilnehmerzahl an meinen Vorlesungen deutlich zugenommen. Dies zeigt ein Bedürfnis der Studierenden, sich auf Menschen und nicht bloß auf Themen einzulassen.

Naive Ideen von einem, der auszog, das Heilen zu lernen

Als ich im jugendlichen Alter von siebzehn Jahren, voller romantischer Phantasien und kurz vor dem Abitur, damit begann, mich für die ärztliche Heilkunde zu interessieren, hatte ich von Anfang an die Erwartung, beim Studium der Medizin könne man verstehen lernen, was Leib und Seele zusammenhält. Ich hatte einige Biografien bedeutender Ärzte gelesen, auch medizinhistorische Werke, in denen beschrieben wurde, welch ärztlicher Entdeckergeist und welch ärztlicher Einfallsreichtum die beeindruckenden Erfolge der Heilkunde ermöglicht haben.

Ganz naiv bewunderte ich zwei Ärzte, die öfter in meiner Familie auftauchten. Es waren meine beiden Onkel Fritz und Hermann. Mein Studium der Medizin begann damit, dass ich diese beiden Ärzte beobachtete und ihnen viele Fragen stellte. Onkel Fritz beeindruckte mich vor allem durch sein besonders großes Pflichtgefühl; Onkel Hermann verkörperte aus meiner Sicht die soziale Verantwortung des Arztes vor dem Horizont von Philosophie und Ethik.

Dr. med. Onkel Fritz, Internist und Allgemeinarzt im Ruhrgebiet, war fast immer freundlich, zugewandt und hilfsbereit. Ohne Murren setzte er sich ins Auto, wenn er nachts von einem Zechenarbeiter der Knappschaft, für die er zuständig war, angerufen wurde und entschied, vorsichtshalber einen Hausbesuch zu machen, statt nur am Telefon Ratschläge zu geben. Die persönliche Anschauung eines Patienten war ihm die Mühe einer nächtlichen Fahrt wert. Seine hohen ethischen Vorstellungen prägten auch seinen Umgang mit der eigenen Familie. Noch heute sagt eine seiner Töchter: „Sein Arztsein war unser Familienleben."

Schimpfen konnte er allerdings, wenn seine Hilfsbereitschaft zu sehr ausgenutzt wurde. Da hatte sich wieder einmal einer den Wanst vollgeschlagen, am Telefon über quälendes Bauchweh gejammert, doch beim Eintreffen des Hausarztes war alles längst wieder vorüber und man trank schon wieder Bier. Der Arzt fühlte sich nicht ernst genommen. Sein unermüdlicher Einsatz für andere Menschen führte manchmal zu einer so starken Anspannung, dass er zu Hause eine „Entladung" brauchte. Danach konnte er wieder weiterarbeiten. Mir wurde bei diesen Gefühlsausbrüchen von Onkel Fritz deutlich, dass offensichtlich auch die Patienten eine Mitverantwortung haben, wenn es darum geht, die ärztliche Hilfsbereitschaft, welche mit großem persönlichem Einsatz verbunden ist und auch die Familie des Arztes in Mitleidenschaft zieht, aufrechtzuerhalten. Auch die Patienten müssen dazu beitragen, dass auf die Dauer ein tragfähigeres Gleichgewicht zwischen Geben und Nehmen zustande kommt, als es unser Krankenversicherungswesen auf der Ebene von Geldverkehr und Anspruchsdenken erreichen kann.

Dr. med. Onkel Hermann, der andere Arzt in meiner Familie, war Gynäkologe und Chef an einem Kreiskrankenhaus. Er war ebenso wie Onkel Fritz schon vor Beginn meines Studiums ein Vorbild für mich, an dem ich spätere Erfahrungen mit meinen akademischen Lehrern gemessen habe. Mit ihm konnte ich über die schwierigsten Lebensfragen in einer Weise debattieren, die mir am Ende des Gesprächs das Gefühl gab, neue Gedanken gefunden zu haben und von der Lebenserfahrung eines klugen und mutigen Mannes profitiert zu haben. Er war gewohnt, auch an Intimes ganz nah heranzugehen, kannte kaum Tabus und schaffte es mit seinem scharfsinnigen Verstand immer, einen kritischen Überblick zu bewahren. Wo sich andere – etwa zur Legalisierung von Abtreibung – ereiferten und emotional aufgeladen ideologische Positionen gegeneinander prallen ließen, erzählte er Fallbeispiele. Es gelang ihm aufgrund seiner souveränen Urteilskraft, auch unvereinbar wirkende Handlungsprinzipien miteinander in Einklang zu bringen, indem er wie Sokrates provozierende Bemerkungen machte und Fragen so stellte, dass sich ein höheres Niveau von Einsicht entwickeln konnte. Indem er zur ethischen Problematik der Abtreibung auch öffentliche Vorträge hielt, initiierte er kontroverse Diskussionen und machte deutlich, dass Ärzte um ihre soziale Verantwortung wissen und ihre Entscheidungen nicht nur im stillen Kämmerlein treffen, sondern sich auch der Kritik stellen. Mit Argumenten anderer setzte er sich so auseinander, dass sein eigener Horizont ständig erweitert wurde. Ich gewann den Eindruck, dass eine solche philosophische Grundhaltung zu den wesentlichen Merkmalen eines guten Arztes gehört, und ich hoffte, an der Universität Näheres darüber lernen zu können.

Auch gefiel mir, dass Onkel Hermann nicht nur kranke Menschen operierte, sondern auch mit bestimmten Lebenskräften besonders gut in Kontakt zu sein schien. Sexualität, Fortpflanzung, Lust, Humor, Ethik und Verantwortung gehörten zu seinen Themen. Manche seiner Geschichten empfand ich in meiner jugendlichen Naivität als abenteuerlich, zum Beispiel die Geschichte von dem kleinen Mädchen, das mit zwei Köpfen zur Welt kam und die Ärzte mit der Frage konfrontierte, ob man sich für ein solches Leben einsetzen muss oder es besser möglichst bald sterben lässt. Als ich mich im Krankenhaus an seine Fersen heftete, um einen typischen Arbeitsalltag aus erster Hand mitzuerleben, erklärte er mir, welche Hebel am gynäkologischen Behandlungsstuhl auf seine Erfindungen zurückgingen. Während er im Operationssaal das Skalpell zum Kaiserschnitt ansetzte, wurde mir schwindelig. Ich musste mich am Fenstergriff festhalten, ließ es mir aber, nachdem ich wieder zu mir gekommen war, nicht nehmen, die „sectio caesarea", mit der schon Gaius Julius Caesar ans Licht der Welt gekommen war, etwas matt und benommen zumindest aus der Ferne mit zu verfolgen. Mir wurde deutlich, dass zum Arztberuf offensichtlich auch die Fähigkeit zur Selbstbeherrschung gehört: Gefühle sind zwar wichtig, sie dürfen aber nicht die Konzentration auf die momentane Aufgabe behindern.

Nach dem Abitur hatte ich das Pech – oder das Glück –, dass mich die strengen Maßstäbe der Universität zunächst noch eine Weile von der Immatrikulation fern hielten, so dass ich erst einmal allerlei allgemeine Lebenserfahrung im Sanitätsdienst sammeln konnte. Noch heute sind mir solche Studenten besonders interessant, die zwischen der Schulzeit und dem Studium irgendeine Art von Lebenserfahrung gewonnen haben. Denn das Studium der Medizin erfordert ein jahrelanges Einpauken von Wissen, und Studenten, die direkt von der Schulbank in die Hörsäle überwechseln, erscheinen mir oft etwas zu angepasst.

Als Schüler am Gymnasium war ich nicht besonders leistungsorientiert gewesen – der Numerus clausus an den Universitäten wurde erst kurz vor meinem Abitur eingeführt, und vor dieser Zeit hatten die Schulnoten nicht die Bedeutung wie heute. Danach bekam ich die Quittung: zwei Jahre Wartezeit bis zur Aufnahme des Medizinstudiums. Die Unterrichtsinhalte und erst recht die Schulnoten hatten mich nur wenig interessiert. Viel wichtiger waren mir während der Schulzeit die Jugendgruppenarbeit und unsere Schülerband „The Gate Ghosts“ gewesen, in der ich Bassgitarre und Tasteninstrumente spielte. Während der Woche übten wir abends in einem alten, noch aus dem Mittelalter stammenden Stadttor meiner Heimatstadt Coesfeld (daher der Name der Band) und an Wochenenden gelang es uns mit der Zeit, größere Tanzsäle und ganze Stadthallen zu füllen und sie mit unserer fetzigen Musik und dem Gestampfe des Publikums zum Dröhnen und zum rhythmischen Wabern zu bringen.

So entdeckte ich das Prinzip der Resonanz, lange bevor mir seine grundlegende Bedeutung für die Heilkunde klar wurde. Wir waren glücklich, wenn es uns gelang, als Musiker mit einer Menge tanzender Menschen so in Kontakt zu kommen, dass sich ein Gemeinschaftsgefühl ausbreitete. Wir Musiker gaben nicht die Rhythmen, die Bewegung oder gar die Gefühle vor, sondern fühlten uns als ausführendes und verstärkendes Organ der immer direkter spürbaren Stimmungen und Pulsschläge des Publikums. Wir genossen es, wenn der ganze Saal rhythmisch in Schwung kam und die Musik „groovte“. Gerade auch die langsamen Stücke, z. B. die unvergesslichen Schmusesongs der Rolling Stones wie „Little red rooster“, „Time is on my side“ oder „As tears go by“ ermöglichten, was viele Menschen hier suchten: etwas mehr Nähe, erotischen Körperkontakt, und etwas mehr Stille, in der das Herzklopfen umso spürbarer werden konnte. Als Bassgitarrist war ich dafür zuständig, die Menschen auch „im Bauch“ zu erreichen.

Mit der Heilkunst und dem Resonanzprinzip hat diese Vorgeschichte insofern zu tun, als das Miteinander-Schwingen, das Miteinander-in-Einklang-Kommen, für mich schon damals besonders sinnlich und lustvoll erfahrbar wurde. Im gemeinsamen Musizieren und Tanzen sind die Lebenskräfte und die Lebensfreude unmittelbar spürbar. Die Gefühle der Beteiligten bildeten eine Einheit. Der Einzelne konnte sich in der Gemeinschaft aufgehoben fühlen.

Manchmal denke ich, dass solche persönlichen Erfahrungen zwischenmenschlicher Resonanz mindestens so prägend für meine Entwicklung zum Arzt und Psychotherapeuten waren wie das, was ich im offiziellen Studium lernte.

Ein Auslaufmodell: Der „Ingenieur-Arzt" für Körper ohne Seelen

Die vorklinischen Jahre des Medizinstudiums sind zu theoretisch. Die Studenten müssen Anatomie, Physiologie, Biochemie lernen und haben an den meisten Universitäten lediglich im Fach Psychologie und im Krankenpflegepraktikum Gelegenheit, Erfahrungen im Umgang mit Patienten zu machen. Während meines klinischen Studiums begriff ich ziemlich schnell: Die Ausbildung der Mediziner an unseren Universitätskliniken war *krankheits*zentriert, kaum *patienten*zentriert. „Gegenstände" der ärztlichen Ausbildung waren die Krankheiten der Menschen und weit weniger die Menschen selbst, die im Spannungsfeld von Lebenswillen und Krankheit ihre je einmalige Lebenskunst zu entfalten versuchen, also leben, erleben und überleben wollen, solange es ihnen vergönnt ist.

„Heute Nacht drei Zugänge: ein diabetisches Koma, eine Thalliumvergiftung und ein stenokardischer Anfall", so etwa lautete die morgendliche Information für den zum Dienst angetretenen Klinikarzt, der am Nachmittag seine aktuellen Patienten auch den Medizinstudenten vorstellen sollte. Wird er gegenüber den lernenden, angehenden Ärzten die gleiche Sprache benutzen? Wird er den Studierenden „eine Thalliumvergiftung" oder „einen Menschen nach Selbstmordversuch" vorstellen? Oft musste ich die reduktionistische Ausdrucksweise erleben.

Wie kommt ein solcher Jargon zustande? Ist er lediglich ein saloppet, zeitsparender und vereinfachender „Kürzel-Code", wie er in entsprechenden Formen auch anderswo bei allen möglichen Insider-Gruppen üblich ist, solange deren Mitglieder nur unter sich sind? Oder sagt er etwas über die tatsächliche Beziehung zwischen dem soeben eingelieferten „stenokardischen Anfall“ und dem behandelnden Arzt aus? Wird der Patient auf die Diagnose reduziert? Oder dient, wie der Psychoanalytiker Stavros Mentzos (2001) meint, eine solche Kürzelsprache auch einer Abschottung von Ärzten gegen die Schicksale von Patienten?

Ich selbst hätte keine Probleme, wenn ich als Patient „die Galle von Zimmer 15“ wäre. Der Anspruch, Medizin müsse immer ganzheitlich sein, wird oft überstrapaziert. In vielen Fällen ist das handwerkliche und technische Know-how der Ärzte wichtiger als das einfühlsame Reden. Für das Klagen über mangelnde Gespräche in Krankenhäusern bekommt man immer Beifall. Viel wichtiger ist es aber, im Einzelfall herauszufinden, wann Gespräche wichtig sind und wann nicht. Und wenn sie wichtig sind, muss der Arzt dazu in der Lage sein. Wie lernt er das? Wenn man eine Antwort auf diese Fragen haben möchte, lohnt es, einige Besonderheiten der Universitätskliniken etwas näher zu betrachten.

Von den Universitätskliniken, die als Einrichtungen der hoch technisierten Maximalmedizin für die Ausbildung der Medizinstudenten zuständig sind, werden nur wenige Prozent aller in ärztlicher Behandlung stehenden Menschen betreut. Diese Menschen sind meist von ihren Haus- oder Fachärzten dorthin überwiesen worden. Vor dem Eintreffen in der Universitätsklinik haben viele von ihnen bereits allerlei medizinische Prozeduren hinter sich gebracht. Entweder besteht die Aufgabe der Klinik darin, Verdachtsdiagnosen des Hausarztes abzuklären, wenn diesem hierzu die entsprechenden Apparate oder Spezialkenntnisse fehlen, oder die Diagnose über den Zustand des Patienten steht schon fest, und in der Klinik soll eine fachgerechte Spezialtherapie durchgeführt werden. Die meisten Ärzte in den Universitätskliniken sind Spezialisten nicht nur in ihrer jeweiligen Fachdisziplin (Innere Medizin, Chirurgie, Gynäkologie usw.), sondern meist auf eingegrenzteren Gebieten innerhalb dieser Fachdisziplinen, z. B.: Röntgendiagnostik der Blutgefäße, Herzchirurgie, Strahlentherapie von Krebskrankheiten der weiblichen Brust, Stoffwechsel der Hormone, Ersatz des Kniegelenkes. Auf diesen Spezialgebieten betreiben sie auch ihre Forschung, deren Fokus noch enger begrenzt ist, etwa: Biochemie der Gelenkknorpeldegenerationen, immunologische Abstoßungsprobleme bei Nierenverpflanzungen, Fehlstellungen der Gehörknöchelchen im Mittelohr. Im ungünstigen Fall wird der einzelne Patient wie ein „Werkstück“ von Apparat zu Apparat weitergereicht und „fragmentiert“, wie der Psychiater Wolfgang Böker 2003 im Deutschen Ärzteblatt formulierte.

Die Kunst, aus einzelnen Puzzleteilen auf ein größeres Ganzes zu schließen, erfordert, dass der Studierende konsequent dazu angeleitet wird, sich auf persönliche Begegnungen mit Menschen einzulassen, aus deren Organen die Puzzleteile gewonnen wurden. Denn wenn er einmal als Arzt arbeiten wird, präsentieren sich ihm ja nicht einzelne Puzzlestücke (z. B. als Hirnmetastasen eines Brustkrebses), sondern Menschen mit all ihren Ängsten und Hoffnungen.

„Kontakt wird verdeckt mit einer Art Kameraderie, mit Freundlichkeit und freundlichem Lächeln.“ Dieser Satz des Psychoanalytikers Erich Fromm bringt auf den Punkt, worum es geht.

Um zu vermeiden, dass das Spezialistentum innerhalb der Universitätskliniken zu extreme Formen annimmt, und um eine umfassende Facharztausbildung zu garantieren, verlangt die Universitätsklinik, dass die jungen Assistenzärzte alle paar Monate den Arbeitsbereich wechseln. Nur so kann der Arzt umfassende Erfahrungen sammeln. Vielleicht ist dieser Hinweis für einen Patienten, der schon wieder ein neues Gesicht zu sehen bekommt, zumindest ein kleiner Trost.

Doch noch einmal kurz zurück zu meinen eigenen Erfahrungen während meiner Studienzeit. Nachdem ja mein Onkel Hermann, der Frauenarzt, ein wichtiges Vorbild für mich abgegeben hatte, war ich ziemlich enttäuscht über das, was ich als Student beim Geburtshilfepraktikum erlebte.

Das Studieren der körperlichen Geburtsvorgänge ist zweifellos sehr wichtig, aber leider blieb es damals, als ich diesen Teil des Studiums absolvierte, bei einer ziemlich mechanistischen Einführung. Beim Geburtshilfepraktikum kam ich mir ohnmächtig vor, als ich miterleben musste, wie kühl und routiniert, steril und technisch das alles abgewickelt wurde. Eine erschreckende Lieblosigkeit in steriler, weiß gekachelter Umgebung umgab den Beginn eines neuen Menschenlebens. Kamen die Wehen nicht richtig in Gang, wurde nicht gewartet, sondern man leitete den Geburtsvorgang mit Medikamenten ein, ohne die Frau nach ihrer Meinung zu fragen.

Bin ich hier vielleicht zu kritisch, zu idealistisch? Gibt es nicht auch viel Gutes zu berichten? Haben nicht auch die Ärzte und Hebammen ein Recht auf Vereinfachung von Abläufen, auf Steigerung von Effizienz, auf geregelte Arbeitszeit, auf routiniertes Handeln anstelle immer wieder neuer persönlicher Betroffenheit? Aus der Sicht einer werdenden Mutter fühlte sich das allerdings ganz anders an. Sie habe um eine natürliche Geburt mit möglichst wenig Medikamenten gebeten. Der Arzt habe daraufhin missmutig Unverständliches gemurmelt, dann habe er sie ihre anscheinend ungebührliche Haltung spüren lassen: Als sie in einer besonders schmerzvollen Phase schließlich doch um Schmerzlinderung bat, fuhr er sie an – sie solle sich nicht so anstellen; das habe sie nun davon.

Ich fragte mich: Wie hatte es mein Onkel Hermann geschafft, so lebensklug und patientenorientiert zu werden? Erst als ich mich genauer für Hochschullehrer in der Frauenheilkunde zu interessieren begann, wurde ich fündig. Gerade auf diesem Gebiet gibt es eine lange Tradition einfühlsamer Ärzte. Aber seltsamerweise brauchte ich, obwohl ich sie suchte, ziemlich lange, um sie zu entdecken.

Väter waren damals im Kreißsaal tabu. Ich fragte den Dozenten, wieso bei der Geburt nicht auch der werdende Vater anwesend sein dürfe. Der Dozent wies diese Frage entrüstet zurück: Dies sei nicht das Thema, und im Übrigen habe er den Eindruck, dass ich hier abwegige Ideologien aus der Studentenbewegung einschleusen wolle. Ich hatte demgegenüber den Eindruck, dass hier ein existenzielles Grundbedürfnis von Menschen nicht wahrgenommen wurde.

Etwas später berichtete mir ein befreundetes Ehepaar eine Geschichte, die ich nicht vergessen kann. Beide wünschten sich ein Kind. Kurz vor Weihnachten wurde ein Tumor in der Gebärmutter der Frau entdeckt. Mit dem Operateur hatte das Paar vereinbart, dass sich der Mann, ein Assistenzarzt, am Tag der Operation bereithalten würde für den Fall, dass etwas Wichtiges zu entscheiden sein sollte. Die Frau hatte sich dies in ihrer Angst gewünscht. Man wusste nicht, ob der Tumor gutartig oder bösartig war. Tatsächlich erhielt der Mann den gefürchteten Anruf: er solle sofort in den Operationssaal kommen. Auf dem Fahrrad eilte er zur Klinik. Schweißgebadet und mit heftigem Herzklopfen betrat er die Schleuse zum Operationssaal und zog sich den sterilen grünen Kittel über. Seine Ehefrau lag in Narkose mit geöffnetem Bauch auf dem Operationstisch. Er sah die unter der Lampe silberglänzenden Därme. Der Operateur hielt ihm eine Schale hin, in der die herausgenommene Gebärmutter lag, voller mandarinengroßer Tumoren. „Ich wollte Ihnen nur zeigen, dass dieser Uterus nicht mehr zu retten war. Wir mussten ihn ganz herausschneiden", sagte der Operateur. „Kinderkriegen ist nicht mehr möglich." Anscheinend wollte er so unmittelbar wie möglich informieren. Aber der Ehemann der Patientin konnte den Operateur nur als einen Sadisten empfinden.

Ich begriff, wie heikel es ist, wenn Ärzte ihr schwieriges Geschäft der Aufklärung zu verrichten versuchen. Zugleich wurde mir deutlich, dass aggressive und sogar sadistische Impulse auch im Kontext der Medizin vorkommen. Wer eine „menschliche Medizin" fordert, muss sich mit der Tatsache auseinander setzen, dass gerade in existenziellen Grenzsituationen nicht nur die Vorzüge von „Menschlichkeit", sondern auch die Abgründe der menschlichen Seele zutage kommen. Auch der Ehemann wurde schwach. Rückblickend teilte mir seine Frau mit, seine erste Äußerung nach ihrem Aufwachen aus der Narkose sei gewesen: „Nun fühle ich mich auch selbst kastriert." Offensichtlich hat ihr Mann sie damals leider mindestens ebenso schrecklich geschockt wie der Operateur ihn geschockt hatte. Das Paar hätte wohl einen behutsameren Umgang mit der schlechten Nachricht gebraucht.

Die Operationswunde wollte nicht heilen. Sie eiterte mehrere Wochen lang. Die Ärzte konnten diese anhaltende Komplikation nicht erklären. Die Patientin sagte mir später: „Seit dieser Erfahrung gab mir mein Mann nicht mehr das Gefühl, seine Frau zu sein. Er hat die Scheidung eingereicht." Das unsensible Verhalten des Arztes kann nicht als der Grund für diese Entwicklung angesehen werden; aber der Arzt hat zu einer traumatischen Erfahrung beigetragen, statt sie zu lindern.

Diese Erfahrungen während meines Medizinstudiums liegen viele Jahre zurück. Sie sind dennoch nicht einfach Geschichten aus früheren Zeiten, sondern ich habe so ausführlich darüber berichtet, weil viele tausend Ärzte meiner Generation spüren, dass hier etwas Wichtiges gefehlt hat: die konsequente Anleitung zum *heilsamen* Umgang mit Menschen.

Von der Kritik zur Verbesserung

Am Beispiel der Frauenheilkunde und Geburtshilfe lässt sich veranschaulichen, wie im entschiedenen Zusammenwirken von „Kunden" des Medizinbetriebes und den darin tätigen Professionellen ganz im Sinne des Resonanzprinzips fundamentale Verbesserungen erreicht werden können. Jetzt kommt also das Positive zum Thema „Umdenken".

Seit vielen Jahren hat in Europa, in Amerika und in vielen weiteren Ländern die Idee der „sanften Geburt" Anhängerinnen und

Anhänger gefunden, wobei auf die wegweisenden Arbeiten des Gynäkologen Frederic Leboyer und des Psychoanalytikers Ludwig Janus zu verweisen ist. Die Anwesenheit von Vätern bei der Geburt ist vielerorts eher die Regel geworden als die Ausnahme. Diese Entwicklung ist ein erfreuliches Beispiel für eine bessere Berücksichtigung des seelischen Erlebens. Wohlgemerkt handelt es sich nicht um eine „Entdeckung", sondern um eine Wiederentdeckung: Schon vor Jahrhunderten und Jahrtausenden wurde in vielen Kulturen die Geburt eines Menschen als eine Angelegenheit der Gemeinschaft angesehen. Auch ist zu erwähnen, dass vielerorts, besonders in den USA, das „Effizienz"-Denken selbst bei der Geburt handlungsleitend wirkt. Bei Schwierigkeiten wird schneller als zu früheren Zeiten ein zeitsparender Kaiserschnitt durchgeführt. Das mag im Augenblick vereinfachend sein und wird zunehmend perfektioniert; wenn Fachleute aber voraussagen, dass schon in den nächsten zehn Jahren wahrscheinlich etwa jedes zweite Kind durch einen Kaiserschnitt zur Welt kommen wird, darf man wohl fragen, ob solche Entwicklungen begrüßenswert sind.

Ich will mich hier auf die positiven Veränderungen konzentrieren. An ihnen haben kreative und verantwortungsbewusste Hebammen einen ebenso wichtigen Anteil wie Ärzte, ganz besonders aber sind diese Veränderungen sicherlich dadurch zustande gekommen, dass die Frauen selbst zunehmend ein neues kulturelles Umfeld für das Gebären mitgeprägt haben. Es ist ein neues „Resonanzfeld" entstanden.

Man kann sich das so vorstellen: Das Bedürfnis schwangerer Frauen nach einer „sanften Geburt" ihres Kindes dürfte etwas mit aufkeimender mütterlicher Liebe zu tun haben; zugleich weiß man heute mehr als früher über die Entwicklung, die Bewegungen und das beginnende Seelenleben des Kindes im Mutterleib. Durch dieses Wissen wird bereits während der Schwangerschaft eine aufmerksame Beziehung der werdenden Mutter zum Kind gefördert. Bei den Vorsorgeuntersuchungen im Verlauf der Schwangerschaft können die zukünftigen Eltern Ultraschallbilder des werdenden Kindes betrachten und bekommen sie erklärt; mancherorts können sie diese Bilder sogar mitnehmen, und damit haben sie schon das erste Kapitel für das neue Fotoalbum.

Die Bewusstheit für gute Rahmenbedingungen und für eine gute Atmosphäre wird bei allen Beteiligten verfeinert. Schwangere Frauen lernen, Lebenszeichen des in ihrem Bauch heranwachsenden Kindes immer subtiler wahrzunehmen und eine Beziehung mit dem Kind einzugehen, schon bevor es geboren wird. Auch für die Ärzte ist es befriedigender, fürsorglich zu sein, statt Routine zu betreiben. So ist eine neue Kultur um das „Fest der Geburt" herum entstanden. Kliniken, die dies nicht erkannt haben, werden von werdenden Eltern möglichst gemieden, bis auch sie sich eines Tages dem Trend anschließen.

Einige Gedanken zu Psychopharmaka

Ein anderes Beispiel für anstehende Verbesserungen betrifft den Umgang mit Psychopharmaka. Da auch der krankheitszentrierten Medizin bekannt ist, dass nervöse Erregungszustände auf die Dauer immer wieder neue Störungen im Organismus auslösen können, beschränkt sie sich nicht auf ein immer neues Reparieren der erkrankten Organe. Wenn die Psyche dem Körper teilweise per Nerven- und Hormonleitung funktionsmäßig gewissermaßen „vorgeschaltet" ist und dort gelegentlich schädliche Wirkungen anrichtet, muss man sie folgerichtig „mitbehandeln". Ein gängiges Behandlungsprinzip besteht in dem Versuch, die affektive Spannung des Patienten durch Psychopharmaka herabzusetzen. Bei der Behandlung schizophrener und affektiver, vor allem depressiver Erkrankungen konnte seit Jahrzehnten viel seelisches Leid durch Psychopharmaka gelindert werden. Der Siegeszug der Psychopharmaka hat aber seine Schattenseiten: insbesondere die „Tranquilizer" (Beruhigungsmittel) werden oft zu unkritisch verwendet. Kritiker sprechen von einem „Gipsverband für die Seele".

Das psychopharmakologische Behandlungskonzept kann sehr hilfreich dabei sein, in starken Belastungssituationen Ängste zu lindern und Erleichterung zu schaffen. Es ist aber bei jeder „Ruhigstellung“ von Körperfunktionen so, dass auf Dauer auch unerwünschte Nebenwirkungen einzutreten pflegen: man muss einen Gipsverband rechtzeitig wieder abnehmen. Beispielsweise gibt es für angstlösende Tranquilizer inzwischen eine lange Liste möglicher Nebenwirkungen, die ihren Nutzen in Frage stellen. Sie treten umso wahrscheinlicher ein, je länger und kritikloser die Mittel eingenommen werden: Schläfrigkeit und Benommenheit, verlangsamtes Reaktionsvermögen, Schwindelgefühl, Sehstörungen, Magen-Darm-Beschwerden. Nach längerer Einnahme und plötzlichem Absetzen des Medikaments können sich Entzugserscheinungen einstellen, z. B. Schlafstörungen und vermehrtes Träumen, Angst, Spannungszustände, Erregung, innere Unruhe, Zittern, Schwitzen.

Alle Ärzte wissen um diese Zusammenhänge. Viele empfinden Unbehagen, wenn sie den Rezeptblock zur Hand und solche Nebenwirkungen in Kauf nehmen. Trotzdem verschreiben viele von ihnen Jahr für Jahr weltweit Milliarden Tranquilizer. Mancher Arzt beruhigt durch die Verordnung eines solchen Psychopharmakons nicht nur den schnelle Hilfe erwartenden Patienten, sondern auch sich selbst. Die auf ihn zugeschneiderten Werbesprüche der Pharmaindustrie, die er in seinen Fachzeitschriften findet, geben ihm die Illusion, dem Patienten geholfen zu haben. Hier einige Beispiele von Slogans, die jahrelang, Woche für Woche, als Anzeigen in ärztlichen Fachzeitschriften zu finden waren. Pharmaproduzenten werben etwa mit folgenden Sätzen:

„XXX: Aufwind für die Psyche.“

„XXX: Die Angst entweicht.“

„Wenn die Psyche juckt: XXX.“

Schnell ist ein Rezept ausgestellt, der Patient vordergründig abgefertigt. Einem tiefer gehenden Gespräch weicht mancher Arzt nur zu oft aus: der Patient wird mit einem freundlichen Händeschütteln, dem Rezept und einem kurzen Ratschlag verabschiedet.

Kürzlich kam eine Frau in meine Sprechstunde, die neun Jahre lang von der Sprechstundenhilfe ihres Hausarztes Rezepte für ein hochpotentes Anti-Angst-Mittel erhalten hatte. Bei allen Versuchen, ohne das Medikament auszukommen, stellten sich so starke Entzugserscheinungen (Zittern, Schweißausbrüche) ein, dass die Patientin immer wieder nach dem Medikament verlangte: sie war körperlich abhängig geworden. Erst als ich mit ihrem Hausarzt Kontakt aufnahm, erklärte dieser, er habe in den neun Jahren überhaupt nichts von diesen Rezepten gewusst. Aber er hatte sie unterschrieben, wenn seine Arzthelferin sie ihm vorlegte. Welch ein unerträgliches Beispiel entfremdeter Medizin!

Im Übrigen: Nicht selten ist der Kranke, der seinem Arzt gegenübertritt, ein Vertreter einer ungesunden Gruppe, einer Familie oder eines „Milieus". Bei der Therapie kann der einzelne Mensch nicht unabhängig vom sozialen Umfeld betrachtet werden, in dem er lebt. Im gerade beschriebenen Beispiel war der Ehemann der Patientin seit Jahren arbeitslos. Die Frau, Mutter von zwei Kindern, bemühte sich redlich, den Kindern und dem Ehemann Sicherheit und Geborgenheit zu geben, aber sie hatte selbst Existenzängste.

Eine unreflektierte Dauerverordnung von Medikamenten kann verheerende Folgen haben. Großes Aufsehen erregte der Fall eines 52-jährigen Managers, dem siebzehn Jahre lang von seinem Arzt 650 Privatrezepte für das Schlafmittel Rohypnol ausgestellt wurden: Das ergab etwa 19 000 Tabletten (DIE ZEIT, 15. Januar 2004). Der süchtig gewordene Patient verlor seinen Job, dann den Führerschein und schließlich auch noch das Sorgerecht für seine Kinder. Nachdem er sich von seiner Sucht befreit hatte, verklagte er seinen Arzt, der die Sucht offensichtlich nicht erkannt hatte, und bekam Recht. Erstmalig in einem solchen Fall wurde einem Patienten eine Entschädigung zugesprochen, und damit wurde anerkannt, dass seine Tablettensucht durch einen ärztlichen Fehler entstanden war. Die Deutsche Hauptstelle für Suchtfragen schätzt, dass ungefähr 1,4 Millionen Deutsche medikamentenabhängig sind, großenteils mit Hilfe ihres Arztes, selbst wenn auf dem Beipackzettel vor Langzeitgebrauch gewarnt wird.

Psychopharmaka können vielen Menschen Erleichterung bringen, wenn sie vorsichtig zur Unterstützung psychotherapeutischer Maßnahmen eingesetzt werden. Auch werden sie fortlaufend verbessert. Alle Beteiligten tun gut daran, sich regelmäßig über neue Entwicklungen zu informieren. Die Risiken und Nebenwirkungen von Psychopharmaka müssen nicht nur vom Arzt, sondern auch vom Patienten kritisch betrachtet werden und sollten nur dann in Kauf genommen werden, wenn Patient und Arzt sich darüber einig sind, dass der Nutzen überwiegt. In einigen Kliniken werden körperlich schwer kranken Menschen Psychopharmaka verabreicht, ohne dass diese informiert sind.

Ein stressgeplagter Anlageberater bekam von mir ein Rezept für ein mildes Beruhigungsmittel. Er wollte das Medikament nicht regelmäßig einnehmen, sondern nur wie einen „Talisman“, als Einzelstück in einer hübschen kleinen Pillendose, zur Sicherheit in bestimmten aufregenden Situationen bei sich haben. Nach mehreren Jahren kam er wieder in meine Sprechstunde und bat schmunzelnd, mit einer Mischung aus Stolz und Verlegenheit, um ein neues Rezept. Er habe keine einzige Pille genommen. Die pure *Möglichkeit,* bei Bedarf zu einer Pille greifen zu können, habe ihm so viel Sicherheit gegeben, dass er letztlich ohne Pillenschlucken zurechtkam. Jetzt sei das auf die Schachtel gedruckte Verfallsdatum erreicht. Zum Beweis hielt er mir den unverbrauchten Pillenvorrat hin. Beide freuten wir uns. Ich gratulierte ihm und schrieb ihm gerne ein neues Rezept.

Kein Arzt kann sich heutzutage mehr auf den Standpunkt zurückziehen, seelische Erkrankungen seien in erster Linie auf Stoffwechselstörungen im Gehirn zurückzuführen und daher ausschließlich mit Psychopharmaka zu behandeln. Es gibt genügend wissenschaftlich fundierte Konzepte zur ganzheitlichen Behandlung. Das *Verständnis* seelischen Leidens ist die Voraussetzung für dessen Linderung. In seinem Buch „Welchen Sinn macht Depression?“ (2004) bringt Daniel Hell, Direktor des Psychiatrischen Universitätsspitals Burghölzli in Zürich, eine Metapher, die Carl Gustav Jung zugeschrieben wird: „Die Depression ist gleich einer Dame in Schwarz. Tritt sie auf, so weise sie nicht weg, sondern bitte sie als Gast zu Tisch und höre, was sie zu sagen hat.“

Neben den Psychopharmaka, die von Ärzten zur Linderung seelischer Störungen verabreicht werden, gibt es eine große Anzahl psychoaktiver Substanzen, die – jenseits des Medizinbetriebes – sowohl zur Selbsterfahrung veränderter Bewusstseinszustände als auch aus hedonistischen Gründen, nämlich zur eventuellen Steigerung von Lebensfreude, eingenommen werden, zum Beispiel Cannabis, Ecstasy, LSD oder halluzinogene Pilze. Da ein unkontrollierter Gebrauch solcher Substanzen vor allem bei Jugendlichen mit Risiken und Nebenwirkungen verbunden ist, wurden sie verboten, obwohl Ärzte wie der Göttinger Psychiater Hanscarl Leuner nachgewiesen haben, dass diese Substanzen unter bestimmten Voraussetzungen psychotherapeutische Prozesse unterstützen können (Grof 2000). Psychiater betonen aber gleichermaßen das Risiko der drogeninduzierten psychiatrischen Komplikationen.

Unter Fachleuten gilt LSD als die interessanteste psychoaktive Substanz, mit der veränderte Bewusstseinszustände wissenschaftlich untersucht werden können (Pletcher und Ladewig 1994, Hofmann 2001). In der gesellschaftspolitischen Diskussion über die Risiken psychoaktiver Substanzen wird häufig vergessen, dass LSD jahrelang unter dem Handelsnamen *Delysid* von der Firma Sandoz in Apotheken mit folgender Indikation (Anwendungsempfehlung) verkauft wurde: Seelische Auflockerung bei analytischer Psychotherapie, besonders bei Angst- und Zwangsneurosen, und experimentelle Untersuchungen über das Wesen der Psychosen. So hieß es im Beipackzettel der Firma Sandoz zum Präparat *Delysid (LSD-25)*: „Delysid vermittelt dem Arzt im Selbstversuch einen Einblick in die Ideenwelt des Geisteskranken und ermöglicht durch kurzfristige Modellpsychosen bei normalen Versuchspersonen das Studium pathogenetischer Probleme."

Es gibt gut begründete Theorien darüber, dass aus Mutterkornalkaloiden gewonnene psychoaktive Substanzen, die dem LSD chemisch ähnlich sind, schon bei den Demeter-Kulten im antiken Eleusis durch Hohe Priester verabreicht wurden (Wasson, Ruck und Hofmann 1978). Die Möglichkeit, eine spirituelle Dimension veränderter Bewusstseinszustände mit Hilfe psychoaktiver Substanzen intensiver zu erleben, hat für viele Menschen eine weit größere Bedeutung, als dies in der gegenwärtigen politischen Diskussion zu psychoaktiven Substanzen berücksichtigt wird (Metzner 1998 und 1999, Verres, Leuner und Dittrich 1998; kritisch dazu: Scharfetter 1997, 2002).

Auch das Amphetaminderivat MDMA, popularisiert als die Droge *Ecstasy*, wurde mehrere Jahre lang durch die Schweizerische Ärztegesellschaft für Psycholytische Therapie zur Unterstützung psychotherapeutischer Prozesse eingesetzt. In rituellen Kontexten versuchte man, Einsicht in biographische Prozesse und spirituelle Erfahrungen zu fördern.

An unserem Institut für Medizinische Psychologie führen wir zu diesen Fragen seit einigen Jahren umfangreiche Forschungen durch. Wir wollen klären, inwieweit Rituale beim Gebrauch psychoaktiver Substanzen gefährlich oder aber schadensmindernd wirken können. Diese Forschungen werden von der Deutschen Forschungsgemeinschaft im Rahmen des Sonderforschungsbereichs „Ritualdynamik" unterstützt (Jungaberle, Verres und DuBois 2005). Es würde den Rahmen dieses Buches sprengen, hierauf näher einzugehen. Über den aktuellen Stand dieser Forschungen kann man sich unter www.risa.uni-hd.de informieren.

Von der Pathologie zur Lebenskunst

Es soll nun ein Begriff angesprochen werden, der geeignet ist, beim gemeinsamen Umgang mit Gesundheit und Krankheit die Aufmerksamkeit auf die Einheit von Leib und Seele zu lenken: Es ist der Begriff der *Lebenskunst*, der schon in der Antike als „Diätetik“ ein bedeutendes Thema der Heilkunde war, und der, wie ich am Beispiel der Geburtshilfe schon zeigte, zielorientiert ist.

Mir selbst wurde die Bedeutung der Lebenskunst als ein wichtiges Thema der Heilkunde immer klarer, je länger ich mich wissenschaftlich und in meinem klinischen Alltag mit der Psychoonkologie befasste. Damit ist die seelische Dimension des Umgangs mit Krebserkrankungen gemeint. Schon in meiner Doktorarbeit am Heidelberger Institut für Sozial- und Arbeitsmedizin hatte ich die Frage untersucht, warum viele Menschen das ärztliche Angebot zu Krebsfrüherkennungsuntersuchungen ausschlagen. Ich konnte nachweisen, dass es hierbei nicht um mangelndes Aufgeklärtsein oder gar um Ignoranz geht, sondern dass viele Menschen andere Lebensphilosophien haben als Gesundheitspolitiker. Vor allem haben sie Gefühle!

Diese Überlegungen brachten mich dazu, in weiteren Untersuchungen die subjektiven Theorien von Menschen über Ursachen, Vorsorge, Früherkennung, Behandlung und soziale Folgen von Krebserkrankungen immer genauer zu untersuchen und als Buch unter dem Titel „Krebs und Angst“ (1986) zu veröffentlichen. Daraufhin wurde ich immer häufiger zu Expertentagungen eingeladen, und ich nahm dabei die Rolle eines Patientenanwalts an. In meiner Sammlung von Vortragsmanuskripten kennzeichnete ich eine Mappe ironisch als „Krebsangst-Köfferchen“, da ich diese Unterlagen bei meinen Vortragsreisen häufig im Gepäck hatte.

Während derselben Jahre veränderte sich meine Aufmerksamkeit in den psychotherapeutischen Gesprächen mit krebsbetroffenen Menschen immer mehr. Die Angst verweist auf den Wunsch zu leben, und je mehr ich auf die Hoffnung statt auf die Angst achtete, umso konkreter ließen mich Patienten an ihren Versuchen teilhaben, mit der Erkrankung neu leben zu lernen und ihren Umgang mit sich selbst und mit anderen, auch mit den Ärzten, bewusster als zuvor zu gestalten.

Dass zur Horizonterweiterung auch eine interkulturelle Perspektive nützlich sein kann, erlebte ich, als mein Buch „Die Kunst zu leben – Krebs und Psyche“ ins Japanische übersetzt wurde. Da mein Buch konsequent am Gedanken einer bestmöglichen und offenen Aufklärung orientiert war, besorgte ich mir für mein Vorwort zur japanischen Ausgabe Publikationen zu der Frage, wie in Japan die Aufklärung bei lebensgefährlichen Erkrankungen gehandhabt wird. Dort werden – ebenso wie in vielen anderen, vor allem südlichen Ländern – meist eher die Angehörigen als die Betroffenen von ihren Ärzten über die Diagnose und die Prognose solcher Erkrankungen informiert (Uchitomi in: Surbone und Zwitter 1997). Man kann nicht behaupten, dass Japan ein rückständiges Land sei.

Im Lichte interkultureller Forschungsergebnisse wurde mir immer deutlicher, dass Grundsatzfragen und Wertungen in der Heilkunde eine philosophische Dimension haben, die in den Alltagsroutinen von sich verselbständigen Diagnostik- und Therapieprozeduren oft vergessen wird. Unsere mitteleuropäische Vorstellung, der Patient müsse im Mittelpunkt stehen und alle wichtigen Gespräche seien nur mit ihm zu führen, bildet nur eine der vielen Möglichkeiten ab (Kimura 1995). Wenn in anderen Kulturen zuerst die Mitmenschen eines lebensgefährlich Erkrankten aufgeklärt werden, dient dies möglicherweise dem Anliegen, zunächst behutsam ein günstiges Resonanzfeld um den Kranken herum zu erzeugen. Dieses kann allerdings ziemlich fragil sein und unerwünschte Nebenwirkungen mit sich bringen, falls der Kranke sich belogen fühlt.

Der Begriff „Lebenskunst“ ist Ausdruck einer Idee – nicht einfach objektivierbar, aber dennoch fruchtbar für die Therapie, die

Prävention, die Forschung und die Lehre. Er hat eine größere Weite, eine philosophische Dimension und dadurch mehr Gehalt als scheinbar leichter bestimmbare Wissenschaftsbegriffe wie Coping (Krankheitsverarbeitung), Attribution (Ursachenvorstellung), Einstellung oder Verdrängung. Der Begriff ist von vielen Menschen erschließbar, wenn es um das Miteinanderreden und Verstehen geht und um die Entscheidungen und die Sinnfindung bei existenziell wichtigen Fragen. Er betont die Gleichberechtigung und die Gestaltungskraft des Menschen. Allerdings macht er nur Sinn, wenn auch die real existierenden biografischen und sozialen Rahmenbedingungen einschließlich ihrer begrenzenden Wirkungen einbezogen werden.

Lebenskunst hat natürlich auch mit Lebensfreude zu tun, mit Vitalität im weitesten Sinne. Der französische Philosoph Henri Bergson sprach vom *élan vital*, womit nicht nur die Lebenskraft als solche gemeint ist, sondern auch Schwung, Begeisterung, Drang und Sehnsucht. Die kreativen Fähigkeiten spielen in vielen Bereichen des Gesundheits- und Krankheitsverhaltens eine viel größere Rolle, als – vor allem von Ärzten – angenommen wird (Holm-Hadulla 1997 und 2005). Die Verständigung zwischen Therapeuten und Patienten zu Fragen der Lebenskunst kann die Chance erhöhen, gemeinsam neue Möglichkeiten zur Förderung der Lebenskräfte zu finden.

Für die Weiterentwicklung einer wissenschaftlich fundierten Heilkunde, die auch die Suche des Menschen nach Sinn und Spiritualität ernst nimmt und dennoch keine Hokuspokusmedizin werden will, bedeutet dies: Hilfe suchende Menschen werden nicht mehr in erster Linie als Patienten, nämlich als passiv leidende Objekte von Krankheiten und professionellen Behandlungsmethoden angesehen, sondern zugleich als aktiv Forschende zur eigenen Lebenskunst und zur Heilkunst.

Kreativität kann das fördern, was wir als „Selbstverwirklichung" bezeichnen. Ein erkrankter Mensch ist aus dieser Sicht nicht in erster Linie durch seine Erkrankung definiert, sondern er ist „bedingt gesund". Es geht also darum, auch bei Krankheit die gesunden Anteile des Menschen nicht aus dem Auge zu verlieren. In der Schrift „Ratgeber für behinderte Menschen" (2001) beschreibt das Bundesministerium für Arbeit und Sozialordnung alle staatlichen Hilfen unter der obersten Maxime, die *Teilhabe* am gesellschaftlichen Leben zu ermöglichen.

Die Suche nach Sinn erfolgt nicht nur durch Nachdenken oder nach innen gewandt als Meditation oder Andacht, sondern auch in der Beziehung zu anderen, im Wunsch nach gemeinsamem Erleben von Vitalität. Jede in dieser Hinsicht gelungene Begegnung kann als eine *Sinn-Oase* anerkannt werden – diesen Begriff brachte der Zürcher Jurist Peter Noll, der eine ärztliche Behandlung seiner Krebserkrankung konsequent ablehnte, in seinen „Diktaten über Sterben und Tod" in die Diskussion. In seinem Roman „Der Klang der ungespielten Töne" (2004) beschreibt der Liedermacher und Komponist Konstantin Wecker, der eine schwere Drogenabhängigkeit überwunden hat, einen weiteren Weg bei der Suche nach dem Sinn: vom Überdruss zur inneren Ruhe. „Mich hindert manchmal die Musik so sehr am Hören, dass ich nur noch still dem lauschen kann, was schon immer in mir klingt. Und muss nicht alle Musik, die wir zum Klingen bringen, erst aus der Stille erfahren werden?"

Diejenigen Ärzte, die den einzelnen Patienten im Sinne des Psychosomatikers Viktor von Weizsäcker ganz generell als Subjekt und vielleicht sogar als Forscher der eigenen Lebenskunst und der Heilkunst wahrnehmen und sich gleichzeitig auf die ursprüngliche Bedeutung des altgriechischen Wortes *therapeuein* besinnen – „dienen, freundlich behandeln, gut sorgen für, pflegen, sorgfältig ausbilden, heilen" –, begegnen ihren Patienten auch bei der Suche nach Sinn und nach tragfähiger Lebensfreude als echte professionelle Partner. Das Dienen und das Heilen sind im ursprünglichen Sinn des Wortes „Therapie" bedeutungsgleich.

Der Schock nach der Diagnose einer schweren Erkrankung kann eine Chance für eine gute therapeutische Beziehung werden.

Auch wenn viele Menschen diesen Gedanken, Krankheit könne eine Chance sein, inzwischen als eine abgegriffene Phrase empfinden, da für sie das Leiden überwiegt, ändert das nichts daran, dass er zu den zentralen Elementen der Heilkunde gehört. Die meisten Ärzte werden allerdings erst dann auf Themen der Lebenskunst eingehen, wenn der Patient neben dem Reden über die Krankheit auch Andeutungen darüber macht, was das Thema für ihn bedeutet.

Für die Patienten beziehungsweise die Laienforscher zur eigenen Lebenskunst geht es also nicht nur darum, Neuigkeiten aus der wissenschaftlichen Medizin abzuwarten, sondern auch darum, ihr Wissen aktiv und vertieft mit Hilfe der Heilkundigen zu mehren, es auf die eigene Lebensführung zu beziehen und diese von Zeit zu Zeit kritisch zu überdenken, insbesondere dann, wenn wichtiges neues Wissen hinzugekommen ist. Eine wissenschaftlich fundierte, qualifizierte Lebensberatung ist genauso viel wert wie die Behandlung des Körpers: beides gehört zusammen.

Der Therapeut im Sinne des zitierten altgriechischen Begriffes hat dann die Rolle eines sensibel ausgebildeten Helfers, den man von Zeit zu Zeit aufsuchen kann, wenn man Fragen oder Wünsche zur Gesundheit hat; und ein Rat suchender Mensch sollte nicht Sorge haben müssen, dass ihn der Therapeut gleich für das In-Gang-Halten seiner vielen Apparate oder für eine mehrjährige Psychotherapie einzufangen versuchen wird, sondern vielmehr darauf vertrauen können, dass er ihm für flexible zwischenmenschliche Begegnungen nach Bedarf zur Verfügung steht (Schmidbauer 2005).

Ein idealer Therapeut ist meines Erachtens ein Mensch, der neben allem professionellen Wissen auch die Resonanzfähigkeit für alle möglichen Erscheinungsformen von Lebenskunst hat. Und diese Resonanzfähigkeit des Arztes kann ein Hilfe Suchender dadurch fördern, dass er sie anfragt.

Wie man dies tun kann, sei an einem Beispiel dargestellt. Eine Frau, die erstmals in meine Sprechstunde kommen wollte, bereitete sich selbst und auch mich folgendermaßen auf das Erstgespräch vor. Zuerst schickte sie mir einen kurzen Brief, in dem sie mir darstellte, dass ihr etwa 50-jähriger Ehemann an Multipler Sklerose erkrankt sei, sich zwar noch einigermaßen bewegen könne, aber den ganzen Tag lang nur herumsitze und sich bedienen lasse, obwohl er – nach Ansicht der Frau – durchaus noch in der Lage sei, sich am Familienleben zu beteiligen. Aus den Ergebnissen der neurologischen Diagnostik könne sie keinerlei Schlussfolgerungen zu der Frage ableiten, ob ihr Mann nicht mehr *könne* oder nicht mehr *wolle*. Sie bat mich, den Mann unter dieser Fragestellung medizinpsychologisch zu untersuchen. Natürlich ließ ich nicht nur den Mann, sondern das Ehepaar gemeinsam zu mir kommen.

Bei der Untersuchung stellte ich fest, dass der körperlich stark eingeschränkte Mann gut beziehungsfähig war: zugewandt, mit klarem Blickkontakt auf meine Fragen antwortend. Ich sagte beiden, dass allein schon diese Fähigkeit es doch wohl ermögliche, in irgendeiner Form am Familienleben teilzunehmen, sei es als Eingehen auf die Bedürfnisse der Kinder und der Ehefrau oder durch irgendwelche anderen Versuche, sich nützlich zu machen, statt nur herumzusitzen. Ich sagte auch ganz offen, dass ich den spürbaren Unmut der Frau nachvollziehen könne, zumal sie neben der Versorgung der beiden Kinder auch noch für die Geldbeschaffung allein zuständig geworden war. Damit kam ich zwar etwas in Gefahr der Parteinahme und des Moralisierens, ich versuchte aber, mit beiden über Lebenskunst in dieser schwierigen Situation zu reden. Ich sprach den nervenkranken Patienten nicht als Opfer seiner Krankheit an, sondern als Vater seiner Kinder und als Ehemann seiner Frau, für die er trotz der Erkrankung eine wichtige Bedeutung hatte. Es ging dann noch um Fragen der sozialen Unterstützung wie z. B. durch Selbsthilfegruppen oder aktivierende krankengymnastische Behandlung zu Hause; unser Klinik-Sozialdienst besorgte eine Liste von Rehabilitationskliniken, die auf die Aktivierung von Patienten mit Multipler Sklerose spezialisiert sind. Nach zwei Wochen teilte mir die etwa hundert Kilometer von mir entfernt wohnende Ehefrau brieflich mit, das Gespräch habe zumindest für einige Tage eine Wirkung auf den Mann gehabt. Danach sei er aber wieder in die Lethargie zurückgefallen.

Dieses Beispiel zeigt: Die Ehefrau kam mit einer ganz konkreten Frage zur Lebenskunst im Familienleben und konnte auch einige Antworten erhalten. Allerdings habe ich in diesem Fallbeispiel ausdrücklich auch die begrenzte Wirkung des Gesprächs erwähnt. Ich antwortete der Frau: „Die Tatsache, dass unser Gespräch eine – wenn auch nur einige Tage währende – Wirkung hatte, zeigt, dass Ihr Mann beeinflussbar und anregbar ist. Selbstverständlich kann ein einziges Gespräch solche schwierigen Probleme nicht lösen, und doch dürfte deutlich geworden sein, dass diese Richtung stimmt. Ob die Rolle einer Krankenschwester für Sie richtig ist, sollten Sie mit Ihrem Mann in einer Weise besprechen, dass er neben seinen Defiziten seine verbleibenden Fähigkeiten spüren und hoffentlich einbringen kann."

Jedem professionellen Familientherapeuten ist klar, dass wir uns in diesem Beispiel noch an Oberflächenphänomenen befinden. Wahrscheinlich kann eine weit komplexere Konfliktdynamik aufgedeckt werden. Mir ging es lediglich darum, den Patienten und seine Frau als Akteure mit eigenen Entscheidungsspielräumen statt nur als Opfer einer Erkrankung anzusprechen.

„Salutogenese" bedeutet: Entstehung von Gesundheit

In der Vergangenheit war die medizinische Forschung einschließlich der Psychotherapieforschung im Wesentlichen krankheitsbezogen. Man beachtete hauptsächlich die Bedingungen der Entstehung von Krankheiten, die *Pathogenese.* Wenn man sich überhaupt um Gesundheit statt nur um Krankheit kümmerte, ging es darum, Risikofaktoren für bestimmte Krankheiten zu benennen und nach Möglichkeiten zu suchen, sie in der Makroumwelt oder in der persönlichen Mikroumwelt zu verringern.

Der israelisch-amerikanische Medizinsoziologe Aaron Antonovsky prägte 1979 den Begriff der *Salutogenese*, womit die *Entstehung* bzw. *Herstellung von Gesundheit* gemeint ist. Er wollte darauf aufmerksam machen, dass man nicht nur danach fragen sollte, warum jemand erkrankt oder durch von außen kommende Maßnahmen gesundet, sondern umgekehrt, warum bestimmte Menschen trotz belastender Erfahrungen gesund bleiben oder nach einer Erkrankung eigene Wege zur Gesundung finden.

Das lateinische Wort *salus* kann übersetzt werden mit „Wohl, Heil, Gesundheit". Mit dem Wort Salutogenese wollte Antonovsky das sich selbst herstellende, „selbstgenerierende" (autopoietische) Heil in den Blickpunkt des Interesses rücken. Eine erste Grundlage seiner Forschungen war die Frage, wie es manche Opfer der Nazi-Konzentrationslager geschafft haben, trotz der schrecklichen Erlebnisse später wieder zu einem guten Leben zu finden. Ähnliche Ansätze entwickelte der österreichische Psychiater und Psychotherapeut Viktor Frankl, der selbst mehrere Nazi-Konzentrationslager überlebt hatte, als Anregungen zur „Suche nach dem Sinn" selbst nach fürchterlichen Erlebnissen. Die Resonanz auf seine Veröffentlichungen war so groß, dass sie in viele Sprachen übersetzt wurden – und ihm aus aller Welt 29 Ehrendoktortitel verliehen wurden. Auch ist es jedem Menschen klar, dass uns Zustände wie „Gesundheit" und „Vitalität" nicht einfach nur gegeben sind, sondern dass wir sie auch steigern oder zumindest wahrscheinlicher machen können.

Die früheren medizinischen Theorien setzten die Gesundheit als einen Normalzustand voraus, der zwar durch krank machende Einflüsse gestört werden kann, aber ansonsten nicht weiter erklärungsbedürftig zu sein scheint. Demgegenüber sprach der Psychiater und Psychoanalytiker Wolfgang Tress, der das Schicksal ursprünglich schwer traumatisierter, dann aber robust gewordener Menschen analysiert hatte, vom „Rätsel der seelischen Gesundheit" (1986). Auch Aaron Antonovsky betonte, dass Gesundheit nicht automatisch als Normalzustand gegeben ist, sondern in vielen Fällen immer wieder aktiv angestrebt werden muss.

Einige kritische Ärzte wie beispielsweise der Psychiater Klaus Dörner (2001) nehmen eine andere Position ein. Sie warnen davor, das Erreichenwollen höchstmöglicher Gesundheit wie eine Art Leistungssport anzusehen und mit Forderungen an die Menschen zu verbinden. Der Philosoph Hans-Georg Gadamer (1993) sprach von der „Verborgenheit der Gesundheit" und plädierte ebenso wie Klaus Dörner für möglichst viel Unbefangenheit in der Lebensführung. Die eigentliche ärztliche Kunst sah Gadamer in dem Versuch, ein schwankendes Gleichgewicht abzufangen und diejenigen Faktoren zu stärken, die wieder zum Gleichgewicht führen. Das ist oft nur möglich, wenn der Arzt das Ganze der Natur im Blick hat: „Die ärztliche Kunst vollendet sich in der Zurücknahme ihrer selbst und in der Freigabe des anderen." Ärztliches Eingreifen kann das Risiko mit sich bringen, „im Helfen das Gleichgewicht erneut zu stören, nicht nur durch einen ‚gefährlichen' Eingriff, der andere Balanceverhältnisse stört, sondern vor allem auch wegen der Placiertheit des Kranken in einem unüberschaubaren Gesamt psychischer und sozialer Spannungsverhältnisse."

Fast jeder Mensch befindet sich immer wieder einmal zwischen einer vollkommenen Gesundheit und einem Kranksein. Heilkundige haben neben der „Reparaturmedizin" die Aufgabe, ein Grundgefühl des Vertrauens in die Beeinflussbarkeit und den sinnvollen Zusammenhang des menschlichen Lebens zu fördern. Antonovsky nennt dies den *Sinn für Kohärenz*. Damit ist ein überdauerndes und dennoch dynamisches Gefühl des Vertrauens gemeint: dass der Mensch erstens die Anforderungen des Lebens versteht, dass er sich zweitens die Ressourcen bewusst macht, die nötig sind, um den Anforderungen gerecht zu werden, und drittens, dass er diese Anforderungen als Herausforderungen interpretiert, die ein Engagement wert sind.

Psychosomatisch ausgebildete Ärzte kennen dieses Konzept, das vielfach aufgegriffen wurde. Auch viele Patienten orientieren sich bei ihren Versuchen zur Lebenskunst intuitiv daran – auch wenn sie ärztliche Fachbegriffe wie *Salutogenese* oder *Kohärenzgefühl* nie gehört haben. Ich habe diese Begriffe hier erwähnt und erläutert, um Patienten Mut zu machen, den Kontakt zu ihrem Arzt auch unter einer solchen Perspektive zu nutzen.

Je deutlicher Patienten auf Ärzte mit einer Haltung zugehen, die an der Salutogenese, also am Gesunderhalten, orientiert ist, umso eher haben sie eine Chance, bei Ärzten eine entsprechende Resonanz und Unterstützung zu finden. Ein Patient, der dem Arzt nur die eigene depressive Verstimmung darbietet, wird als Antwort vielleicht nur das Rezept für ein Antidepressivum erhalten. Schildert er dem Arzt aber auch die Herausforderungen, mit denen er zur Zeit nicht zurechtkommt, aber zurechtkommen möchte, wird er bei ihm hoffentlich eine ganz andere Resonanz auslösen: Der Arzt wird versuchen, auf die Ziele, die der Patient gern erreichen würde, einzugehen. Alle Ärzte wissen, dass eine antidepressive Behandlung mit Medikamenten dann am besten wirkt, wenn sie mit Beratung oder Psychotherapie verbunden wird. Ein Arbeitsbündnis mit dem Arzt zu erreichen wird dem Patienten eher gelingen, wenn er ihn auch auf seine Lebenssituation aufmerksam macht.

Diese Hinweise sind mir auch deshalb wichtig, weil trotz der zunehmenden Bedeutung der Salutogenese immer noch zu viele Ärzte auf die Denkmuster der Pathologie fixiert sind. Als Hochschullehrer liegt mir daran, dass das Konzept der Salutogenese einer breiten Öffentlichkeit bekannt wird. Ich verspreche mir davon Rückwirkungen auf eine bessere Ausbildung der Mediziner. Wenn man von Kundenorientierung im Gesundheitswesen spricht, wird die „Nachfrage“ zu einem Steuerungsinstrument für das Verhalten.

Nach meiner Meinung gehören Selbsterfahrungsübungen zur Kohärenz, also zum Erleben der eigenen leib-seelischen Identität, in die Ausbildung all derjenigen, die etwas über die Heilkunst lernen wollen. Dies hat viel mit der Förderung von Selbstvertrauen zu tun, und letztlich geht es auch darum, eine liebevolle oder zumindest freundschaftliche Haltung zu sich selbst, zu den anderen und zur Natur bewahren zu lernen, die im günstigen Fall sogar zur Erfahrung von Glück führen kann (Tausch 1996, Metzner 1998, Dick 2003, W. Schmid 2004).

An der Heidelberger Universität wurde in Zusammenarbeit mit der amerikanischen Harvard University ein Kommunikationstraining für Medizinstudenten entwickelt, bei dem hierfür ausgebildete Schauspieler die Patientenrolle übernehmen (Jünger und Koellner 2003). Dieses Konzept bietet den Studenten die Möglichkeit, sich zunächst spielerisch, aber dennoch ernsthaft auf Menschen mit Problemen einzulassen und dabei ihr eigenes Verhalten zu reflektieren. Die Schauspieler-Patienten geben den Studenten persönliche Rückmeldungen, zu denen „echte" Patienten selten den Mut haben. Außerdem hat dieses Konzept den Vorteil, dass die echten Patienten der Universitätsklinik weniger als bisher von Studenten behelligt werden.

Selbst im Anatomieunterricht der Zukunft würden Studierende viel gewinnen, wenn sie zusätzlich zu der Präparation von Leichen oder der „Anatomie am Lebenden" einen Massagekurs mit entsprechender Wahrnehmungsschulung mitmachen könnten. Es würde nicht mehr nur um Morphologie, Funktionen oder zellbiologisches Wissen gehen, sondern auch darum, den Körper als Quelle sinnlicher Erfahrungen zu würdigen. Wenn in der Massage Muskelverspannungen gelöst werden (z. B. im Nacken), die manchmal seelische Ursachen haben (z. B. bei stressbedingten Körperhaltungen), können sich auch seelische Verspannungen lösen und man wird achtsamer im Alltag, bevor solche Verspannungen chronisch werden.

Wenn allerdings aggressive Krankheiten, Vernichtungskräfte

und das Böse als solches am Werk zu sein scheinen, wird eine positive Grundhaltung zum eigenen Körper auf eine schwierige Probe gestellt. Auch Menschen mit einer liebevollen Haltung zu sich selbst können von schweren Krankheiten und Schicksalsschlägen hart getroffen werden. Wird eine körperliche Erkrankung zur Qual, bekommen die Möglichkeiten der Ärzte, etwa bei der Schmerzbekämpfung, einen wesentlich höheren Stellenwert als die Möglichkeiten, die beim Patienten selbst liegen.

Ein wesentliches Merkmal von Heilkunst besteht jedenfalls – in Ergänzung zur reinen Apparatemedizin – darin, die selbstreflexiven Fähigkeiten partnerschaftlich in die Einschätzung der Lage einzubeziehen. Dazu müssen die Patienten diese Fähigkeit aber auch in die Patient-Arzt-Beziehung einbringen – und die Ärzte natürlich auch. Der Begriff „Lebenskunst" sollte offiziell Eingang in die Wissenschaftssprache der Heilkunst finden, und es ist zu wünschen, dass Lebenskunst zu einem Hauptthema der künftigen medizinischen Forschung wird.

Gesundheitsorientiert zu leben bedeutet aus dieser Sicht nicht einfach, Risikofaktoren für die Entstehung von Krankheiten zu reduzieren, sondern weit darüber hinaus: die eigene Lebensführung aktiv forschend und mit ärztlicher Beratung so weit wie möglich als ein Gesamtkunstwerk zu gestalten. Im Idealfall kann sich daraus ein unbefangenes und müheloses Gleichgewicht ergeben, zumindest zeitweise (Haerlin 1999). Der Philosoph Alan Watts sprach von der „Weisheit des ungesicherten Lebens", und der Psychiater Christian Scharfetter wies auf die Möglichkeit eines „spirituellen Erwachens" im Zusammenhang mit Lebenskrisen hin.

Damit will ich kein ideales oder gar utopisches Menschenbild propagieren. In der Kunst setzen sich nur selten diejenigen durch, die hauptsächlich etwas Schönes oder Harmonisches zeigen – hier kommt man im Gegenteil nicht selten an die Grenze zum Kitsch. Diejenigen Menschen, die als bildende Künstler, als Musiker oder als Schriftsteller eine überdauernde Resonanz bei anderen Menschen finden, bringen das Schöne mit dem Hässlichen, das Gute mit dem Bösen, das Licht mit dem Schatten, das Glück mit dem Unglück, das Banale mit dem Bedeutsamen in eine spannungsreiche Verbindung oder sie lassen diese Gegensätze sogar unverbunden nebeneinander bestehen.

Wenn ich dafür plädiere, das eigene Leben als „Gesamtkunstwerk" zu gestalten, meine ich also keineswegs, dass alles harmonisch werden sollte. Joseph Beuys etwa forderte, jeden Menschen als einen Künstler anzusehen. In seinem künstlerischen Schaffen betonte er die Suche nach dem verlorenen „ganzen" Menschen, in dem Natur und Kultur, Mythos und Wissenschaft wieder eins werden. Insgesamt geht es darum, dass das Leben – wie es der Berliner Philosoph Wilhelm Schmid ausdrückte – von der Tendenz her möglichst „bejahenswert" werden möge, selbst wenn wir schwierigen Herausforderungen und Bedrohungen ausgesetzt sind.

Krankheiten sind in dieser Hinsicht nicht etwas, das in jedem Falle so schnell wie möglich überwunden werden muss. Jeder Mensch sollte zeitweise krank sein dürfen. Hatte es nicht auch schöne Seiten, wenn wir als Kind mit Fieber im warmen Bett bleiben durften, die Mutter öfter als sonst nach dem Befinden fragte und wir nicht in die Schule gehen mussten? Sieht ein kranker Mensch, der sich bewusst auf den Tod vorbereitet, bei genauerer Betrachtung wirklich weniger gut aus als ein blasser Geldverwalter, der zwar noch gesund und leistungsfähig ist, aber Tag für Tag an sein Büro, seinen Schreibtisch, seine Vorschriften und seinen Computer gefesselt ist?

Im Kranksein, das den Lebensfluss unterbricht, in der Einsamkeit und in der Verzweiflung kann der Mensch neue, tiefere Dimensionen von Hoffnung und Geduld erschließen (Fuchs 2002, Hahne 2005). „Wo Gefahr ist, wächst das Rettende auch", meinte der Dichter Friedrich Hölderlin. Die weltweite Resonanz, die der XIV. Dalai Lama erfährt, hat wahrscheinlich einen Grund darin, dass er als spiritueller Lehrer immer wieder die Zusammenhänge zwischen der Suche nach dem Glück und der Leidensfähigkeit betont und dabei aufgrund selbst durchgemachter leidvoller Erfahrungen unzweifelhaft glaubwürdig ist: „Meiner Standarddefinition zufolge ist ein Lebewesen, das zu Empfindungen fähig ist, eines, welches in der Lage ist, Schmerz und Leid zu erleben" (2000). Das Leiden konfrontiert uns mit der Tatsache, dass nichts in unserer normalen Alltagswelt von Dauer ist.

Wollen wir unserem Leben Gestalt geben, es bewusst gestalten, ist es also notwendig, unser Bewusstsein konsequent in Zeit und Raum auszudehnen. Vergangenheit, Gegenwart und Zukunft bilden dann eine Einheit. Und hinsichtlich des Raumes wird uns sinnlich immer klarer, dass unser *Lebensraum* nicht von den Wänden unserer Wohnung oder unseres Arbeitsplatzes (der in vielen Fällen einem Käfig oder gar einem Krankenzimmer nicht unähnlich ist) definiert ist, sondern dass es ein *Klima* gibt, das auf uns einwirkt und das wir auch selbst beeinflussen können.

Schon in meiner Jugend habe ich es bedauert, dass, wenn wir angeblich „nicht für die Schule, sondern für das Leben lernen" sollten, die ästhetische Bildung lediglich in den „Nebenfächern" Musik und Kunst oder vielleicht noch im Sprachunterricht ihren Raum hatte. Eine der wichtigsten Aufgaben der Menschen besteht ja darin, ihren Lebenslauf bis ins Sterben hinein so aktiv wie möglich selbstverantwortlich zu gestalten. Und so müsste es doch zu den gesellschaftlichen Aufgaben gehören, das schon in der Antike hoch entwickelte ästhetische Wissen zu kultivieren und als ein besonders wichtiges Bildungsgut weiterzuentwickeln, vor allem im Hinblick auf die Möglichkeit, das uns umgebende *kulturelle Klima* aktiv mitzugestalten. Denn es kann krank machende ebenso wie gesundheitsfördernde Elemente enthalten.

Die Poesie und das Träumerische sind kein Gegensatz zum Leistungsprinzip, das in unserer Gesellschaft zum Fetisch geworden ist. Selbst in Wirtschaftskreisen wird dies zunehmend erkannt. Bei Managerseminaren gehört die Würdigung des Träumens als Übung der geistigen Vorstellungskraft und der Fähigkeit, *Visionen* zu entwickeln, vielerorts schon zum festen

Programm (z. B. im Wieslocher Institut für systemische Beratung, B. Schmid 2004). Es wäre klug, wenn dieser Gedanke schon in den Schulen umgesetzt würde und natürlich auch in der Ausbildung von Ärzten und Pflegenden.

Wenn wir uns mit der Salutogenese befassen und uns einige Unterschiede zwischen Ingenieurmedizin und Heilkunde vor Augen führen, uns also an den selbstreflexiven *Fähigkeiten* orientieren, aufgrund derer Menschen miteinander Gespräche führen können, so werden die Unterschiede zwischen *Behandlungstechniken* und *Heilkunde* immer klarer. Es ist ein zu enger Blickwinkel, das Leben von Menschen als anzustrebende Vermeidung so genannter Risikofaktoren (wie Rauchen, Überernährung, Bewegungsmangel) oder als Krankheitsbewältigung zu betrachten.

Die Widerstandsfähigkeit gegen Belastungen und bei Grenzerfahrungen kann durch frühere, erfolgreiche Erfahrungen von Stress verbessert worden sein; schwere Traumata können aber auch die Empfindlichkeit, die Vulnerabilität (Verletzlichkeit) gegenüber weiteren Belastungen erhöhen und dazu führen, dass die Widerstandsfähigkeit nicht mehr ausreicht. Aus diesen Gründen haben der Kinder- und Jugendpsychiater Franz Resch und der Erwachsenenpsychiater Christoph Mundt am Zentrum für Psychosoziale Medizin der Heidelberger Universitätsklinik ein Frühbehandlungskonzept entwickelt, das gefährdeten Jugendlichen und ihren Familien rechtzeitig zu helfen versucht, bevor überdauernde Schäden entstehen.

Heilkunde kann besonders dann gut gedeihen, wenn der Arzt jedem Menschen den Stellenwert eines einmaligen Gesamtkunstwerks zuerkennt. Und dies bedeutet auch, dass die Antithesen des Lebens – zum Beispiel als Destruktivität in gewissen Erscheinungsformen von Depression, Sucht, Allergien, Autoimmunerkrankungen bis hin zur Krebserkrankung – ausgestaltet werden können, statt ausschließlich bekämpft zu werden. In meinem Buch „Die Kunst zu leben – Krebs und Psyche“ habe ich ausführliche Gedanken über das bewusste „Sündigen“ als Teil des Genießens dargestellt. Auch das Ekelhafte und Scheußliche, sogar das Feindliche und Grausame, auch die Lust an der Sünde, am Rauchen, am Gefährlichen sind nach dieser Sicht ganz bewusst als Themen der Lebenskunst zu betrachten, wie es schon der Tiefenpsychologe Carl Gustav Jung mit der Metapher des eigenen wie des kollektiven „Schattens“, dem man nicht entrinnen kann, veranschaulicht hat.

Ein Patient braucht sich also nicht zu schämen, wenn er dem Arzt auch von den eigenen „Schattenseiten“ berichtet. Aufgrund seiner Menschenkenntnis weiß jeder Arzt, dass auch die Auseinandersetzung mit den Schattenseiten der menschlichen Existenz zur Lebenskunst gehört. Je selbstverständlicher der Patient eine eigene Sucht (Alkohol, Rauchen, andere Drogen) oder irgendeine andere gesundheitsschädliche Gewohnheit anspricht, umso leichter kann der Arzt dies ohne Moralisieren aufgreifen. Sollte der Arzt dennoch moralisierend oder abwertend reagieren, steht es dem Patienten zu, den Arzt zu bitten, dies zu unterlassen. Im Übrigen sind solche Informationen ohnehin für den Arzt wichtig; denn er will ja ein möglichst realistisches Bild vom Patienten gewinnen.

5. Kapitel
Therapie braucht Seele

Die Lebenskunst wird auf eine besondere Probe gestellt, wenn eine schwere Krankheit das Leben zu bestimmen scheint. Davon soll im Folgenden die Rede sein.

Von den Mitarbeitern einer neurologischen Intensivstation wurde ich zu einer gelähmten Patientin mit einer gefährlichen Nervenerkrankung gerufen, die durch ihre vorwurfsvolle und zugleich depressive Ausdrucksweise das Personal verunsichert hatte. Mir fiel auf, dass der Wahrnehmungshorizont dieser hilflos gewordenen Frau von beunruhigenden und unästhetisch wirkenden Reizen dominiert wurde: ständig blinkende, pulsierende Monitore. Unangenehme Gerüche beherrschten die Szenerie der hier praktizierten Hygiene.

In Imaginationsübungen versuchte ich, dieser Patientin zu helfen, der atmosphärisch unangenehmen Außenwelt eine aktiv vorgestellte Innenwelt mit eigenen Lebensthemen entgegenzusetzen, zum Beispiel Tagträume von Szenen mit ihren beiden Kindern und mit ihrem Partner. Ich sprach auch mit dem Personal und dem Partner. Ihn ermutigte ich, das Personal um die Möglichkeit zum zärtlichen und ungestörten Privatkontakt mit seiner Geliebten zu bitten und an der Zimmertüre den Hinweis „Bitte nicht stören“ anzubringen. Nach einigen Kontakten solcher Art konnte die Patientin, von mir als Forscherin zur eigenen Lebenskunst und zur Heilkunst in ängstigender Situation angesprochen, sogar in diesem gelähmten Zustand kreative Gestaltungsmöglichkeiten neu entdecken und die erotischen Möglichkeiten ihres Körpers wieder spüren. Ein antidepressives Medikament war völlig unsinnig. Die Stimmung verbesserte sich innerhalb von zwei Wochen deutlich.

Wenn ich als Therapeut in der Lage bin, neben der objektivierenden Erhebung eines ärztlichen Befundes eine feinsinnige ästhetische Haltung zu bewahren und dabei auch dem Patienten meine eigenen Empfindungen so zu zeigen, dass dabei auch für ihn deutlich wird, was mich an ihm freut, und dass ich seine Lebenskraft spüre, dann trage ich dazu bei, dass der Patient sich nicht mehr nur als Objekt von Symptomen und von Behandlung empfinden muss, sondern sich in der Therapeut-Patient-Begegnung seiner vitalen Fähigkeiten bewusster werden kann.

Manchmal ist der Begriff der Lebenskraft vielleicht zu stark mit Vorstellungen von Selbstbehauptung oder gar Aggressivität verbunden. Die Evolutionstheorie von Charles Darwin und moderne Vorstellungen von „egoistischen Genen" (Dawkins 1989) und von einem „neuronalen Darwinismus" (Edelman 1995) lassen die Lebenskraft in erster Linie als etwas erscheinen, das auf ein Sich-Durchsetzen hinausläuft.

Das Vertrauen in die Lebenskraft hat aber im Kontext der Heilkunde ganz andere emotionale Bedeutungen, als sie mit Begriffen wie „Kämpfen" oder „Kampfgeist" verbunden sind. In meinen persönlichen Erfahrungen mit kranken Menschen, z. B. solchen, die von Krebs betroffen waren, habe ich auch in meiner eigenen Entwicklung als Arzt verschiedene Phasen durchlaufen. Nach anfänglichem Interesse an diesen Menschen musste ich feststellen, dass mich das Thema zunehmend belastete. Ich konnte abends nicht einschlafen, meine Familie schickte mir Zeitungssausschnitte über Krebs und Angst, weil man mich mit diesen Themen und mit meinen Büchern dazu identifizierte und meinte, das sei mein wichtigstes Interessengebiet. Das Thema nahm immer mehr Raum in meinem Erleben ein. In der Folge verspürte ich zunehmend das Bedürfnis, mich davon wieder abzugrenzen und aus der Krebsmedizin wieder auszusteigen, um mich anderen Bereichen zuzuwenden, die unmittelbarer mit Lebenskraft, Lebensfreude und Entfaltung zu tun haben. Ein Beispiel ist die Musiktherapie, die mich zunehmend faszinierte.

Schließlich kam ich an einen neuen Anfang, nämlich zu der Erkenntnis, dass gerade die bewusste Beschäftigung mit der Antithese des Lebens, also mit denjenigen Programmen in uns, die auf Vernichtung hinauslaufen können, das Leben intensivieren kann.

Um diese Möglichkeit eines Wendepunktes bei existenziellen und lebensbedrohlichen Krisen soll es im Folgenden gehen. Dass das Leben nach der Diagnose einer gefährlichen Erkrankung und nachdem man die erste Therapie überstanden hat, intensiver und ganz anders werden kann als vorher, ist eine Erfahrung, über die viele Krebsbetroffene berichten. Anscheinend befassen sich viele Menschen erst in der bewusst gewordenen Gefahr wirklich konsequent mit der Lebenskraft und den Möglichkeiten, sie zu steigern. Allerdings soll nicht verschwiegen werden, dass bei lebensgefährlichen Erkrankungen die diagnostischen und therapeutischen „Mühlen der Medizin" zeitweise derart viel Raum einnehmen, dass dann für ein „intensiveres Leben" kaum noch Zeit bleibt. Ein Grund mehr, sich *rechtzeitig* mit diesen Fragen zu befassen.

Die Lebenskraft und ihre Gegenspieler in Leib und Seele

Seit vielen Jahren frage ich mich also, was eigentlich Lebenskraft ist, und wovon es abhängt, inwieweit ein Mensch Infragestellungen seines Lebens bewältigt und trotz der Bedrohung seiner Gesundheit am Leben bleibt beziehungsweise am Leben bleiben will. Zum besseren Verständnis der folgenden Ausführungen bitte ich die Leser, sich möglichst von der Frage frei zu machen, ob Leib und Seele eine Einheit oder etwas prinzipiell Verschiedenes sind (Monismus versus Dualismus). Seit der Antike spekulieren die Wissenschaftler und Philosophen darüber, ob der Geist bzw. die Seele eine Erscheinungsform der Materie ist oder umgekehrt.

Auch heute noch sind die Spekulationen zu diesem Rätsel kaum einleuchtender geworden als etwa die nahezu skurril anmutende, aber nichtsdestoweniger interessante Abhandlung des bedeutenden Arztes und Berliner Universitätsprofessors Johann Christian Reil aus dem Jahre 1795, „Über die Lebenskraft“. Schon damals nahmen viele Ärzte an, der Geist fließe in den Nerven: es gebe einen „Nervengeist“. Reil betrachtete die Nervenwirkungen als „Reize für das Seelenorgan“ und betonte zugleich, dass Vorstellungen und Bewegungen „durch den Reiz des Willens“ erregt werden und „durch häufige Wiederholung immer mehr von der Herrschaft und Leitung unseres Willens befreit werden“, also ein Eigenleben unterhalb des bewussten Willens entfalten.

Beim heutigen Stand der Erkenntnis halte ich es für fruchtbar, das, was wir „Körper“, und das, was wir „Seele“, „Psyche“ oder „Geist“ nennen, als zwei verschiedene Betrachtungsmöglichkeiten des Menschen hinzunehmen. So können die Wechselwirkungen zwischen „Leib“ und „Seele“ etwas klarer benannt werden. Der Körper ist in diesem Sinne nicht ein Objekt der reflektierenden Seele, sondern als *Organismus* zu respektieren, „als Wesen eigenen Rechts, das Eigenmächtigkeit zu behaupten weiß und zugleich für das Selbst ein unverzichtbares Medium der Erfahrung von Leben ist“, sagt der Philosoph Wilhelm Schmid (2004). Man kann die Aspekte Körper, Seele und Geist zwar unterscheiden, nicht aber voneinander isolieren.

Im Sinne des Leib-Seele-Dualismus kann man – zumindest theoretisch – zwischen einer „materiell“ und einer „geistig“ genannten Dimension der Lebenskraft unterscheiden. Erstere wird von den biologischen Wissenschaften untersucht und beschrieben, zum Beispiel als Gestaltungskraft der Erbsubstanz, der Desoxyribonukleinsäure (DNS), des Immunsystems, der *natürlichen Killerzellen* im Kampf gegen entstandene Krebszellen.

Die andere Dimension der Lebenskraft fällt in den geistig-seelischen Bereich. Durch soziale Unterstützung können viele Schwächungen der Lebenskraft ausgeglichen werden. Dies berichten Mitglieder von Selbsthilfegruppen mit großer Dankbarkeit. Warum entwickeln die einen Menschen Kampfgeist und andere einen stoisch-akzeptierenden (oder aber auch reifen) Fatalismus? Wollen wir bewusster und sinnlicher als bisher spüren, wie die Lebenskraft in uns selber wirkt, so lohnt es, sich zunächst die Dialektik der Lebenskraft aus naturwissenschaftlicher und aus psychologischer Sicht klarzumachen.

Die körperlich-molekulare Lebenskraft steckt in den Genen und existiert schon seit Jahrmillionen. Wir haben sie aus dem Erbgut unserer Eltern übernommen, die sie wiederum von ihren Eltern haben und so weiter. Wenn man das konsequent zurückverfolgt, ist die Lebenskraft, die in unseren Genen wirkt und molekular in der Desoxyribonukleinsäure (DNS) in jeder unserer Körperzellen eine Gestaltungskraft ausübt, seit Millionen von Jahren aktiv. Die Programme, die wir in uns tragen, haben diese lange Geschichte – sie wirkten bereits in den Mikroorganismen, lange bevor es auf der Erde Wirbeltiere oder gar Menschen gab, und sie wurden im Laufe der Evolution immer komplexer und raffinierter (Dulbecco 1991). Die grundlegenden Programme auf zellulärer Ebene sind als „Stoffwechsel" bei einfachen Mikroorganismen und bei menschlichen Organismen gleich geblieben. Sie sind ein Rätsel, ein Wunder. Sinnlich spürbar werden sie für uns zum Beispiel als Atmen, als Herzschlag, als Bewegtsein.

Gegenläufig wirken in unserem Körper aber auch Vernichtungsprogramme. Sie können als ein Gegenpol der Kräfte, die Leben hervorbringen, betrachtet werden. Die gesamte Natur ist von der Dialektik zwischen Leben und Tod gekennzeichnet. Ein Beispiel sind die Krebszellen, die in jedem Körper von Zeit zu Zeit entstehen, aber – solange sie noch keine große Zahl erreicht haben – rechtzeitig vom körpereigenen Abwehrsystem erkannt und ausgeschaltet werden. Nur wenn sie aggressiver werden als die immunkompetenten Zellen des körpereigenen Abwehrsystems, gelingt es ihnen, sich überschießend zu vermehren und die Integrität des Gesamtorganismus in Frage zu stellen.

In jedem menschlichen Körper sind die Lebenskräfte und die Bedrohungen repräsentiert. Normalerweise setzen sich die Lebenskräfte zumindest eine Zeit lang gegen die Bedrohungen durch. Deshalb ist es so wichtig, dass wir darauf achten, was ein gut funktionierendes Immunsystem ist und was wir zu seiner Pflege tun können. Maximen wie „Mit sich selbst im Gleichgewicht sein" oder „Die innere Balance finden" sind daher keineswegs trivial, sondern bringen das hier Gemeinte auf einen sinnvollen Punkt.

Ein weiteres Beispiel der auf den Tod hin wirkenden Programme in unserem Organismus, die den Lebenskräften antagonistisch gegenüberstehen, sind Veränderungen in den Zellen, die dafür sorgen, dass überflüssig gewordene Körperzellen den neu entstehenden, differenzierteren Zellen durch Selbstauflösung Platz machen und dass wir nur ein bestimmtes Alter erreichen, also eines Tages sterben und dadurch neuem Leben auf der Erde Raum geben. In der Wissenschaft spricht man von Apoptose, vom programmierten Zelltod. Die Natur sorgt dafür, dass unsere Körperzellen nicht ewig leben. Ausgerechnet bei Krebszellen ist die Apoptose ausgeschaltet und entsprechend arbeiten Wissenschaftler wie der Heidelberger Forscher Peter Krammer in Versuchen daran, die Apoptose bei Krebszellen wiederherzustellen, also Krebszellen zum Absterben zu bewegen.

Diese Dialektik zwischen lebenserhaltenden und lebensgefährdenden Kräften in unserem Organismus ist es wert, angeschaut zu werden. Denn Lebenskunst bedeutet immer auch, die Antithese des Lebens, also die Kräfte, die auf Vernichtung hinauslaufen, im Blick zu haben.

Die medizinische Therapie hat innerhalb dieser Dialektik das Ziel, die auf den Tod gerichteten Programme oder Krankheitsherde möglichst zu bekämpfen, damit die ursprünglichen Lebenskräfte sich möglichst ungehindert entfalten können.

Nun hat diese Dialektik aber noch eine ganz andere, eine geistig-seelische Dimension. Auch hier finden wir die Polarität zwischen Leben und Tod. Es gibt die geistig-seelische Lebenskraft: in Form des Lebenswillens, des Mutes, der Hoffnung bis zur Dankbarkeit, Begeisterung und Liebe. Wir alle haben einen Willen, und mit unserem Willen, der eine seelische Kraft ist, entscheiden wir, ob wir für unser Leben etwas tun wollen, ob wir sorgsam mit uns umgehen und ob wir genug tun, um Bedingungen herzustellen, die unser Leben und das der anderen schützen. Auch die Angst ist, so gesehen, ein Ausdruck von Lebenskraft, denn sie kann dazu führen, dass Menschen sich vor Bedrohungen zu schützen suchen (Lang 1996, Butollo 1999). Ein guter Umgang mit den Krankheitsrisiken besteht nun darin, sowohl die körperliche als auch die seelische Lebenskraft, die uns in Form des Lebenswillens zur Verfügung steht, zu erkennen und beide aufeinander zu beziehen, also Resonanz zwischen beiden herzustellen. Dazu gehört natürlich ganz besonders eine möglichst bewusste Ernährung (Weiss 1994, Lutzenberger und Gottwald 1999).

Auf der Seite der Bedrohung gibt es neben den genetisch programmierten Alterungsprozessen, die unser Leben begrenzen, auch die geistig-seelische Destruktivität, die sich als Depression, Hoffnungslosigkeit, Verzweiflung bis zur Suizidalität äußern kann. Schon Sigmund Freud unterschied zwischen Kräften des Eros und des Thanatos. Erstere nannte er „Libido“, womit er das Streben nach Lustgewinn bezeichnete. Als antagonistische, entgegengesetzte Kraft postulierte er einen Todestrieb, den er in seinem berühmten Schriftwechsel mit Albert Einstein sogar als eine Ursache der Bereitschaft des Menschen zur Kriegsführung auszumachen versuchte. Diese Vorstellungen von Sigmund Freud sind empirisch nicht klärbar.

Die gewaltigste Erscheinungsform selbstverletzenden Verhaltens ist die Selbsttötung. Suizidalität zeigt sich meist nicht direkt – die wenigsten Menschen bringen sich unmittelbar um –, sondern indirekt in Form von Nachlässigkeit, zum Beispiel im Straßenverkehr, oder auch in Form von Suchtverhalten. Eine unbewusste Suizidalität ist nur selten nachweisbar. Fachleute sind sich aber darüber einig, dass sie in mancher Hinsicht noch gefährlicher ist als die bewusste Suizidalität. Da sie meist eine Ambivalenz enthält, führt die unbewusste Suizidalität nicht immer zum Tod, sondern – z. B.

als Folge einer ambivalent herbeigeführten Schlafmittelvergiftung, die irreparable Gehirnschäden hinterlassen kann – in vielen Fällen zu einem noch größeren Leiden als zuvor.

Für jeden, der die Prinzipien der Heilkunde verstehen möchte, ist diese Dialektik wichtig: dass es eine Lebenskraft gibt, die man fördern kann, und dass es eine antagonistische Vernichtungskraft gibt, der man therapeutisch entgegenzuwirken versucht.

Die Dialektik gegenläufiger Kräfte zeigt sich besonders deutlich bei der Krebstherapie. Sie hat, wie fast alle medizinischen Maßnahmen, Nebenwirkungen. Sie kann den Körper schädigen, obwohl sie sein Überleben fördern soll. Das Ziel der Therapie ist zwar, den Gesamtorganismus zu entlasten und von der antagonistischen, gefährlichen Kraft, die sich zum Beispiel in Form von Krebszellen ausgebreitet hat, so weit wie möglich wieder zu befreien. Aber sie bringt ihrerseits Risiken mit sich. Zum Beispiel fehlen nach der chirurgischen Behandlung Teile des Körpers, die man entfernt hat, weil sich dort Tumoren ausgebreitet hatten. Bei der Chemotherapie ist die Herabsetzung der körpereigenen Abwehrkräfte eine kaum vermeidbare Nebenwirkung: Das Immunsystem wird belastet. Das wiederum kann im Falle von Infektionen dazu führen, dass die Widerstandskraft des Körpers ungewollt geschwächt wird und dass der Patient jegliches Infektionsrisiko stärker als sonst zu meiden hat. Daher werden Leukämiepatienten nach einer Knochenmarktransplantation zunächst hermetisch von anderen Menschen abgeschottet.

Wir müssen uns mit dem Phänomen auseinander setzen, dass die geistig-seelische Dimension der Lebenskraft auch dann, wenn es um die Therapie geht, dieselbe Dialektik haben kann, wie wir sie in der körperlichen Dimension finden. Wenn ein Therapeut auf die Gefühle von Patienten mit Krebs eingehen will, reicht es nicht zu sagen: „Zeigen Sie ruhig Ihre Gefühle, und wir versuchen zusammen, dafür zu sorgen, dass es Ihnen seelisch wieder besser geht." Das Ansprechen der Gefühle hat nämlich ebenso wie die Chemotherapie möglicherweise einige Nebenwirkungen. Und diese können genauso lebensgefährlich werden wie die Nebenwirkungen der körperbezogenen Krebstherapie.

Wenn beispielsweise ein nicht ausreichend ausgebildeter Arzt im Aufklärungsgespräch Gefühle anspricht, aber nicht in der Lage ist, sie dann auch auszuhalten und gar das Weinen des Patienten abblockt, riskiert er vielleicht ein Ende der Vertrauensbeziehung zwischen sich und dem Patienten. Vielleicht beschließt der Patient daraufhin, nicht mehr wiederzukommen. So kann ein einziges verunglücktes Gespräch den gesamten Heilungsprozess gefährden. Der Patient verliert möglicherweise Lebensjahre, wenn aufgrund eines solchen Vertrauensverlustes die Nachbetreuung nicht mehr zustande kommt und lebenswichtige Behandlungsmöglichkeiten verpasst werden.

Ein Chirurg sagte zu einer Patientin mit Brustkrebs: „Ihre linke Brust muss abgenommen werden. Morgen machen wir die Operation.“ Die Patientin begann verzweifelt zu schluchzen. Der Arzt fuhr unbeirrt fort: „Das haben schon Tausende von Frauen vor Ihnen durchgemacht. Sie brauchen nicht zu weinen.“ Die Frau fühlte sich derart unverstanden, dass sie ihre Sachen packte, aus dem Krankenhaus verschwand und dort nie wieder gesehen wurde. Die aus der Hilflosigkeit vieler Ärzte resultierende Grobheit kann auf Abwehrmechanismen der Ärzte beim Umgang mit ihren eigenen Gefühlen zurückgeführt werden. Solche Abwehrmechanismen mögen zwar verständlich sein, sie sind aber angesichts der verheerenden Wirkung auf Patienten nicht zulässig. Ärzten, die solche Zusammenhänge nicht verstanden haben, muss Einhalt geboten werden.

Hieran wird deutlich, dass Entscheidungen in der geistig-seelischen Dimension eine ebenso wesentliche Wirkung auf die Überlebenszeit eines Menschen haben können wie die organmedizinischen Maßnahmen mit Skalpell, Strahlen- und Chemotherapie.

Eine Liebesgeschichte am Abgrund

In der heutigen Medizin setzt sich die Bewusstheit für die geistig-seelische Lebenskraft immer mehr durch. Man geht im Sinne des Salutogenesekonzepts möglichst nahe an das sinnliche Spüren und Aktivieren dieser Energien heran. Dazu möchte ich nun ein Gespräch darstellen, das ich mit einer Patientin, die ich hier Anne nennen werde, geführt habe. Wir waren seit Jahren befreundet. Ich wollte ihr die Möglichkeit geben, in einem Seminar meinen Medizinstudenten von ihren Erfahrungen zu erzählen: wie sie während einer lebensgefährlichen Krankheit in Gesprächen mit ihrem Arzt die eigene Lebenskraft neu gespürt hat und wie sie mit dieser Kraft umgegangen ist, wie sie also die Spannung zwischen Angst und Hoffnung beim Umgang mit sich selbst und mit ihrem Arzt erlebt und durchlebt hat.

Anne traf auf einen ungewöhnlichen Arzt, der sich so viel Zeit für sie nahm, wie es kaum ein Patient erlebt. Vielleicht nahm er sich sogar zu viel Zeit für sie. Ob seine Gespräche mit ihr wirklich heilsam waren, wird offen bleiben. Ich sagte ja schon früher in diesem Buch, dass nicht das Ausmaß an Zeit zwischen Patient und Arzt das entscheidende Kriterium für eine heilsame Begegnung ist. Auch Grenzen müssen eingehalten werden, und es gilt, innerhalb dieser Grenzen das Bestmögliche geschehen zu lassen. Dazu gehört auch ein gewisses Abstandhalten.

Resonanzfähigkeit, wie ich sie meine, geht über eine Einfühlung im Hier und Jetzt hinaus. Sie sollte auch auf Zeit und Raum bezogen sein, also die Zukunft und den Kontext, die subjektive Lebenswirklichkeit des Patienten berücksichtigen. Der Arzt von Anne hat es zweifellos gut mit ihr gemeint, aber wir werden uns auch mit der Frage befassen, welche Nachwirkungen intensive Zuwendung des Arztes für eine Patientin haben kann.

Vor einigen Jahren war Anne an Leukämie erkrankt. Als sie die Diagnose erfuhr, dachte sie zunächst, es sei nur ein Alptraum. Sie arbeitete im medizinischen Bereich und wusste, welche Arten von Leukämie es gibt und womit sie nun zu rechnen hatte. Das folgende halbe Jahr verbrachte sie im Krankenhaus in weitgehender Isolation. Sie wurde mit vier Chemotherapie-Zyklen behandelt. Als Folge davon war ihr körpereigenes Abwehrsystem derart geschwächt, dass sie nun auch noch mit Pilzerkrankungen und weiteren Komplikationen zu kämpfen hatte. Zwei Mal meinte sie, im Sterben zu liegen.

Ich gebe nun das Gespräch wieder, das ich mit Anne im Beisein meiner Medizinstudenten geführt habe. Zum Verständnis des Gesprächsverlaufs sei angemerkt, dass Anne und ich nicht nur zueinander sprachen, sondern auch zu den Medizinstudenten. Anne hatte das Bedürfnis, ihre Erfahrungen meinen Studenten mitzuteilen, und ich habe ohnehin die Einstellung, dass zu den wichtigsten Lehrern der Heilkunde die *Patienten* gehören.

Anne: „Es ist sehr wichtig, dass man eine gute Beziehung zum Arzt hat. Denn meistens wird vergessen, dass hinter dem Patienten auch ein Mensch steckt. Medikamente und Krebstherapie allein reichen nicht. Es braucht viel mehr: Unterstützung vom Arzt, vom Psychologen, von Freunden und vom Partner. Ich habe es geschafft dank meines Lebenswillens und der Unterstützung von Freunden und Ärzten."

Rolf Verres: „Das ist sehr allgemein. Beschreibe doch bitte etwas genauer die Zeit, in der du am Rande des Todes warst, die Sepsis. Wie war das?"

Anne: „Als ich im Sterben lag? Da fängst du mit einem sehr schwierigen Thema an. Ich habe das sehr bewusst erlebt. Ich habe jetzt auch keine Angst mehr vor dem Tod. Der Arzt hatte mich bereits aufgegeben, ich war wirklich sehr krank. Woran ich mich noch erinnern kann, ist ein Traum: Ich stand auf einem ganz langen Flur, von dem zu beiden Seiten Türen abgingen. Sie waren nummeriert, rechts mit geraden, links mit ungeraden Ziffern. Ich fühlte mich sehr wohl, alles war friedlich, und ich ging auf eine Tür zu, die nach rechts führte. Da kam ein dunkelhaariger, bärtiger Mann auf mich zu, der ein langes Gewand trug. Er fragte mich, wo ich hin will. Ich sagte es ihm. Daraufhin sagte er: ‚Wenn du da rechts reingehst, dann ist alles vorbei. Da geh nicht rein. Geh links ab, durch eine Tür mit ungerader Ziffer. Wenn du da durchgehst, ist alles wieder gut. Hast du das verstanden?‘ Ich hatte verstanden. Da drehte er sich um und ging weg. Ich dachte, dass ich noch nicht gehen will, sondern da sein will, und so bin ich nach links abgebogen. Ich kam wieder zu mir, klingelte nach der Schwester und alle, die mich aufrecht im Bett sitzen sahen, trauten ihren Augen kaum. Ich war wieder ganz da. Ich hatte Hunger, und ich wollte meine Familie anrufen. So viel zu meiner Nahtodeserfahrung."

Rolf Verres: „Hat das etwas mit deiner Einschätzung zu tun, dass du mitgeholfen hast, wieder gesund zu werden?"

Anne: „Die Chemotherapie hat bei mir nicht alles weggekriegt. Als ich entlassen wurde, waren noch 30 Prozent da. Mein Arzt sagte, ich könne jetzt nach Hause gehen. Das wollte ich auch, denn ich war lange genug in der Klinik gewesen. Ich brauchte frische Luft. Als ich zu Hause war, habe ich der Krankheit jeden Tag aufs Neue den Kampf angesagt. Mit Schreien und Faustschlägen mobilisierte ich alle mentalen Abwehrkräfte. ‚Ich bin stärker als diese Krankheit‘, sagte ich mir. ‚Ich will noch nicht sterben.‘"

Rolf Verres: „Woher weißt du, dass das wirklich etwas genützt hat?"

Anne: „Als zwei Wochen später eine Knochenmarksuntersuchung gemacht wurde, waren keine Krebszellen mehr da. Aber ich war noch nicht über den Berg, denn die konnten ja wiederkommen. Mein Mann war nach zwei Chemotherapien und der Operation nicht mehr in der Lage, mich zu unterstützen. Den Rest habe ich dann allein gemacht – mit meinen Kindern, Freunden und dem Arzt. Mein Arzt hat eine sehr wichtige Rolle dabei gespielt, denn er hat im Grunde den Platz meines Mannes eingenommen. Das brauchte ich damals, jemanden, der mich mit Liebe unterstützt. Ohne das kann man nicht überleben."

Rolf Verres: „Kannst du das Verhalten deines Ehemannes näher beschreiben?“

Anne: „Er war nicht mehr da, kam nicht ins Krankenhaus, ich habe das allein gemacht, ohne seine Unterstützung.“

Rolf Verres: „Kann denn ein Arzt die Rolle des Ehemanns übernehmen?“

Anne: „Er kann das natürlich nicht völlig, aber er kann sich Zeit zum Zuhören nehmen, er kann mit dir lachen, verrückte Sachen machen. Auch dann kommen, wenn er gar keinen Dienst hat. Er glaubte an meine Heilung. Er unterstützte mich mit seiner Freundschaft. Wir haben zusammen gekämpft. Er war ein Fels in der Brandung. Einmal durfte er wegen einer Erkältung nicht zu mir in die Isolation. Da stand er draußen und hat Faxen gemacht, um mich aufzuheitern.“

Rolf Verres: „Das klingt, als hättest du dich ganz unerschrocken auf ihn eingelassen, mit allem Schlimmen gerechnet und einfach gelacht?“

Anne: „Ich habe nicht nur gelacht, ich habe auch viel geweint. Da wollte ich einfach nicht mehr. Aber dann ist der Arzt sehr wichtig, der mit dir redet, Zeit hat und dir wieder Mut macht. Auch mit dem, was er selbst erlebt hat. Mein Arzt hat auch von sich selbst viel gegeben. Er interessierte sich für meine Familie, meine Hobbys. Ich spiele Geige, er Klavier. Wir haben viel über Musik geredet. Auch Musik war für mich sehr wichtig im Krankenhaus, sie hat mir Kraft gegeben. Was mir auch sehr geholfen hat, war, meinen Tag zu planen, morgens aufzustehen, mich anzuziehen, zu lesen und damit aktiv zu bleiben.“

Rolf Verres: „Nun hatte dieser Arzt offensichtlich ein besonderes Interesse an dir. Und du hast dich auch für ihn interessiert, er ist anscheinend ein dir sympathischer Mensch. Man könnte denken, dass du das, was du dir eigentlich von deinem Mann gewünscht hättest, auf den Arzt übertragen hast. Oder war das so etwas wie Resonanz zwischen dir und dem Arzt, ein gutes gegenseitiges Verstehen und ein gemeinsames Fühlen? Gab es eine Körpersprache zwischen euch? Kannst du die Gefühle beschreiben, die du mit diesem Arzt hattest?"

Anne: „Er war nicht nur mein Arzt, sondern er wurde ein sehr guter Freund, er war mir sehr nah, ich hatte Vertrauen zu ihm. Es war ein gegenseitiges persönliches Interesse, uns verband vieles miteinander. Er hat mir auch gezeigt, wie tief man gefühlsmäßig gehen kann, um wieder gesund zu werden. Ich wurde ein völlig anderer Mensch. Er ist heute stolz darauf, dass ich immer noch lebe. Wir hatten eine seelische Beziehung, wie sie enger und vertrauter nicht hätte sein können. Wenn wir uns umarmt haben, war das nicht erotisch oder sexuell. Ich habe mich bei ihm geborgen gefühlt. Das habe ich am allermeisten gebraucht. Ich kann gar nicht ausdrücken, wie dankbar ich dafür bin. Mit meinem Mann habe ich solche Gefühle nicht gehabt. Das war etwas völlig Neues für mich. Diese Liebe hat mir so viel Kraft gegeben, dass die dritte und vierte Chemotherapie wie im Fluge vergingen. Liebe überwindet alles und ist selbst in der Lage, ein kleines Wunder zu vollbringen."

Rolf Verres: „Dieser Arzt hat dir ein ungewöhnliches Angebot gemacht, er hat dir viel Zeit geschenkt, er hatte ein eigenes Interesse an dir. Aus eurer gegenseitigen Sympathie hat sich eine besondere Kraft entwickelt. Das scheint ein Ideal zu sein, eine Ausnahme, von der fast alle Patienten nur träumen können. Doch was können wir davon lernen? Wir können ja nicht jeder Patientin empfehlen, sich in ihren Arzt zu verlieben und umgekehrt. Außerdem interessiert mich, ob die Beziehung zwischen dir und deinem Arzt auch Nebenwirkungen hatte."

Anne: „Ich war nach einer Zeit seelisch abhängig von ihm geworden und das war eine sehr negative Wirkung. Das Krankenhaus ist eine beschützte Welt, und ich habe ihn jeden Tag gesehen. Als ich entlassen wurde, fiel ich in ein tiefes Loch. Ich hatte plötzlich keine psychische Unterstützung mehr, niemand war da, um mich aufzufangen. Ich habe Monate gebraucht, bis ich so weit war, dass ich wieder allein zurechtkam. Das war eine enorme Nebenwirkung. Auch mein Mann war ja nicht da."

Rolf Verres: „Der Arzt hat eine gewisse Liebesfähigkeit gezeigt – oder sprechen wir etwas vorsichtiger von Resonanzfähigkeit. Man könnte sagen, das sei seine Privatsache. Der Arzt hat schließlich auch seine Interessen, und warum soll er nicht ein privates Interesse an einer Patientin namens Anne haben? Wir dürfen wohl annehmen, dass jeder Mensch, also auch jeder Arzt, eine gewisse Liebesfähigkeit in sich hat. Doch sie wird von Ärzten oft nicht genutzt, weil sie Bedenken gegenüber der Situation haben, die du beschrieben hast. Denn diese Art von Beziehung hat ja ein absehbares Ende, wo es nicht mehr weitergehen kann, wo der Arzt signalisiert: bis hierher und nicht weiter. Nähe und seelische Intimität sind begrenzt, die Grenze kann aber auch in der zeitlichen Dimension deutlich werden, indem spätestens dann, wenn die Patientin entlassen wird, Schluss ist. Fast immer wird diese Grenze viel früher gesetzt als bei dir. In jedem Fall scheint es mir lohnend zu sein, herauszufinden, was innerhalb dieser Grenzen möglich werden könnte. Da hat sich also eine, wie du sagst, Abhängigkeit entwickelt, du hattest dich ja eingelassen, und dann wurde er so wichtig, dass du nicht mehr von ihm loskamst und nach der Entlassung aus der Klinik in ein tiefes Loch fielst. Viele Ärzte lassen lieber von vornherein alle Rollläden geschlossen. Sie möchten sich vor einer Nähe zu Patienten schützen, weil sie nicht abschätzen können, ob sie den weiteren Wünschen, die bei Nähe entstehen, auch genügen können. Wie bist du wieder von deiner Abhängigkeit weggekommen?"

Anne: „Das war entsetzlich, ich habe geweint, das war viel zu viel für mich. Ich dachte, hier komme ich niemals wieder raus, ich fragte mich, warum ich überhaupt gekämpft hatte. Dann habe ich einen Psychologen aufgesucht, ich schaffte das nicht allein. Mit ihm konnte ich darüber reden. Er hat mir geholfen, alles wieder in der richtigen Perspektive zu sehen. So lernte ich, meine eigenen Entscheidungen noch etwas bewusster als vorher zu treffen."

Rolf Verres: „Hast du denn jetzt Vorwürfe gegen diesen Arzt?"

Anne: „Ich war nach meiner Entlassung sehr wütend, ich habe das überhaupt nicht verstanden. So was kann man doch nicht mit einem Patienten machen."

Rolf Verres: „Wäre es besser gewesen, wenn sich der Arzt dir gar nicht erst angeboten hätte, also einfach nur seine übliche Pflicht getan hätte?"

Anne: „Nein, das wäre nicht besser gewesen. Es ist schwer zu erklären, warum, aber ich denke, dass ich dann nicht überlebt hätte. Ich hätte nicht die Kraft gehabt, die Krankheit zu überwinden. Ich habe mir aufgeschrieben, was ich von einem guten Arzt erwarte: Offenheit, Ehrlichkeit, Rückhalt."

Rolf Verres: „Dein Arzt hätte in der Phase, als es auf die Entlassung zuging, rechtzeitig die Trennung ansprechen müssen. Und er hätte vielleicht auch das Risiko der Abhängigkeit von sich aus viel direkter mit dir besprechen sollen. Man kann die Trennungsarbeit ja auch aktiv in Gesprächen leisten, indem man dem Patienten deutlich macht, dass der Patient nach der Therapie wieder möglichst unabhängig vom Arzt sein soll. Nach meiner Erfahrung sind fast alle Patienten dazu in der Lage, die entsprechenden Grenzen zu respektieren. Je deutlicher ein Patient dem Arzt diese Bewusstheit für die Grenzen signalisiert, umso mehr trägt er dazu bei, dass der Arzt sich seinerseits dem Patienten öffnen kann."

Anne: „Das ist nicht geschehen."

In diesem Fall ist es dem Arzt anscheinend nicht ganz gelungen, sein Interesse an der Patientin mit einer professionellen therapeutischen Grundhaltung zu verbinden. Als Arzt oder Psychotherapeut muss man wissen, wo die Grenzen sind und wie man dafür sorgt, dass die Beziehung nicht zu nah wird, so dass eine angemessene „Dosis" von Nähe gefunden wird und ungünstige Nebenwirkungen von Nähe so gering wie möglich gehalten werden. Dies sind Fähigkeiten, die von Professionellen in der Heilkunde erwartet werden. In der psychosomatischen und psychotherapeutischen Medizin werden diese Fähigkeiten gründlich eingeübt, und in allen anderen Feldern der Medizin müssen sie besser als bisher eingeübt werden.

Nähe und Distanz

Auch in der psychotherapeutischen Medizin gibt es zwar eine relativ gute Beziehungskultur, aber noch immer zu viele Tabus. Das, was man als Anzeichen einer unbefangenen Liebesfähigkeit bezeichnen könnte, wird allzu häufig *von vornherein* abgeblockt, rationalisiert, kontrolliert. Und das hat auch seinen Sinn. Es wäre ja ziemlich befremdlich, sich vorzustellen, dass Ärzte oder Psychotherapeuten mit ihren Patienten jederzeit ihre Gefühle von Zuneigung ausleben würden. Schon eine einzige Umarmung am Ende eines intensiven Gesprächs könnte vom Patienten missverstanden werden, besonders bei einer Mann-Frau-Beziehung. Es gibt aber auch Situationen, in denen eine Umarmung völlig „in Ordnung" ist, als ein stimmiger Ausdruck momentanen Mitgefühls empfunden wird und keine ungünstigen Folgen hat. Diese Gratwanderung zwischen Nähe und Distanz möchte ich nun etwas genauer ausleuchten.

Wenn Patienten Gefühle zum Therapeuten spüren, spricht man in der Tiefenpsychologie meist von „Übertragung". Man nimmt an, dass der Patient eigentlich einen anderen Menschen als den Therapeuten meint. Im Fall von Anne nahm der Arzt ja die Position ein, die früher der Ehemann von Anne hatte, bevor dieser sie im Stich ließ. „Übertragung" würde in ihrem Fall bedeuten, dass Anne ihre Gefühle, die ihrem Mann gegolten hatten, nun auf den Arzt projizierte. Von „Gegenübertragung" spricht man, wenn der Therapeut sich dazu verleiten lässt, so zu reagieren, als wäre er der eigentlich Gemeinte (hier so etwas wie ein Ehemann).

Das tiefenpsychologische Konzept von Übertragung und Gegenübertragung wird zur Begründung einer professionellen Distanz zwischen Therapeut und Patient herangezogen. Es ist dennoch möglich, eine „echte“ zwischenmenschliche Beziehung zuzulassen. In der tiefenpsychologisch fundierten Psychotherapie gehört es zur Ausbildung, solche Aspekte von Beziehungen bewusst zu machen und möglichst konstruktiv zu nutzen (Rudolf 2005). Die Patientin darf sich in ihren Arzt verlieben. Es kann vitalisierend sein, Gefühle des Verliebtseins zu erleben. Wichtig ist, dass der Arzt die Patientin darin unterstützt, diese Energie für *ihr* Leben zu nutzen. Verhängnisvoll wird eine solche Konstellation, wenn die Patientin und ihr Arzt vor lauter Zuneigung die notwendigen Grenzen aus dem Blick verlieren. Der Zürcher Paartherapeut Jürg Willi sagt in seinem Buch „Psychologie der Liebe“ (2004): „Persönliche Reifung und Entwicklung wird im Erwachsenenleben durch keine andere Beziehung so herausgefordert wie durch eine Liebesbeziehung.“

Das Anklingen von Liebe enthält das Risiko, dass Menschen in erster Linie etwas haben wollen und vielleicht sogar einander benutzen wollen. Die Patientin hatte das Recht, ihren Arzt so zu nutzen, wie es aus ihrer Sicht ihrer Genesung half. Zumindest hatte sie das Recht, es zu versuchen: also zu appellieren, er möge sich so gut wie möglich für sie zuständig fühlen. Der Arzt ist aufgrund seiner Rolle dafür da, im Rahmen seiner Möglichkeiten das zu tun, was die Patientin braucht. Sie darf ihre Wünsche zeigen. Auf einer ganz anderen Ebene wird er dafür entlohnt: vordergründig in Form seines Einkommens, aber auch als berufliche Zufriedenheit und als Gewissheit, etwas Gutes zu bewirken.

Wenn der Therapeut einer bestimmten Patientin mehr von seinen liebevollen Gefühlen gibt als üblich, besteht ein Risiko, dass dies als Missbrauch ausgelegt werden könnte. Er begibt sich in Gefahr, die Patientin zu „benutzen“. Eine solche Konstellation ist oft nur unterschwellig wirksam und nur selten offensichtlich. Im beschriebenen Fall stellte sich heraus, dass der Arzt mit seiner Ehe nicht zufrieden war. Hat er also die Patientin benutzt, um ein eigenes Defizit zu kompensieren? Oder hat er sich unbefangen und spontan-menschlich verhalten?

Wenn in einer therapeutischen Beziehung Gefühle von Liebe aufkommen, wird es wichtig, dass man einander nicht benutzt. Ein Therapeut gibt dem andern nicht etwas, um etwas zurückzubekommen. Das Wesen der Liebe wird in Frage gestellt, wenn ein Mensch versucht, das Fließen der Energie vom Geben zum Nehmen auf sich selber richten zu wollen.

Wenn ich ein guter Liebender sein will, werde ich nichts tun, um Liebe *haben* zu wollen, beispielsweise in Form von Interesse oder Bewunderung. Sondern ich werde hauptsächlich darauf achten, was ich zu *geben* habe. Die Befriedigung ergibt sich dann nicht aus dem, was ich zurückbekomme, sondern aus meinem persönlichen Erleben von Sinnerfüllung und Lebenskunst. Dies ist ein grundsätzliches Prinzip jeglicher Liebe, und es gilt besonders für solche Therapeuten, die zu einer liebevollen Fürsorge bereit sind.

Liebesfähigkeit kann sich folgendermaßen entwickeln, wie Mira Richard, die „Mutter von Auroville“ (einer indischen Stadt, die gegründet wurde, um die Ideen des Philosophen Sri Aurobindo zu verwirklichen) es formulierte:

„Zuerst liebt man nur, wenn man geliebt wird. Dann liebt man spontan, will jedoch wiedergeliebt werden. Später liebt man auch, wenn man nicht geliebt wird, doch liegt einem daran, dass die Liebe angenommen werde. Und schließlich liebt man rein und einfach, ohne ein anderes Bedürfnis und ohne eine andere Freude, als nur zu lieben.“

Hätte der Arzt von Anne dies bedacht, so hätte er *rechtzeitig* damit begonnen, seine Patientin davor zu bewahren, später in ein tiefes Loch zu fallen. Sie brauchte ja nicht nur Liebe im Augenblick, sondern auch Schutz vor der Entwicklung einer seelischen Abhängigkeit. Zu einer selbstlosen Liebe war Anne aufgrund ihrer Bedürftigkeit nicht in der Lage.

Eine Lösung liegt darin, dass der Arzt und die Patientin erwünschte Wirkungen und unerwünschte Nebenwirkungen der Beziehung früh genug voneinander unterscheiden. Wie man das tut und welche Kriterien es dazu geben könnte: das kann wohl nur im Einzelfall geklärt werden. Der Psychoanalytiker Wolfgang Schmidbauer hat in seinem Buch „Die heimliche Liebe“ (1999) gezeigt, wie fließend die Übergänge zwischen phantasierter und realer Liebe sind. Psychotherapeuten absolvieren Selbsterfahrungsgruppen, Theorieseminare und Supervision. Wenn man sich gründlich genug mit solchen Fragen befasst hat, muss man im konkreten Augenblick nicht mehr viel nachdenken, sondern man entwickelt eine intuitive Gewissheit, das Richtige zu tun. „Wenn du das, was du tust, in Liebe tust, strengt es nicht an“, sagte ein buddhistischer Meditationslehrer. Allerdings ist Intuition in dieser Hinsicht nur dann überzeugend, wenn sie auch mit Selbstkritik einhergeht (Willi 2004).

Eine ehrliche zwischenmenschliche Beziehung beinhaltet immer Überraschungen und Unberechenbarkeit. Sich auf das wahre Gold in unserer Beziehungsfähigkeit zu besinnen: das ist die reine und ganz unmittelbare Fähigkeit zur liebevollen Fürsorge, die im gelingenden Fall selbstkritisch reflektiert wird.

Dies ist eine Essenz von allem, was Professionelle in helfenden Berufen zu bieten haben. Auf diese Liebesfähigkeit zu vertrauen und zu erkennen, dass sie in jedem Menschen in einer Weise angelegt ist, dass sie nicht mit unterschwelligen Impulsen wie „Benutzen“ oder gar „Ausnutzen“ kontaminiert ist: das ist ein wesentlicher Kern der Heilkunde.

Es wäre also beruhigend, wenn sich kranke Menschen, die Liebesgefühle zu einem Arzt empfinden, auf eine charakterliche Festigkeit des Arztes verlassen könnten. Insoweit das nicht sicher ist, bleibt der Appell zur Vorsicht von Anfang an. Das ist der Grund, warum ich die Geschichte von Anne und ihrem Arzt erzählt habe.

Man mag sich noch so sehr wünschen, der Arzt möge „menschlich“ sein, ein ganz normaler Mensch sein, und man kann dabei alle möglichen unerfüllten Sehnsüchte auf ihn projizieren. Im Zweifel ist es aber besser, den Arzt als Inhaber einer professionellen Rolle anzusehen.

Selbstfürsorge und Selbstliebe

An dieser Stelle möchte ich die *Selbstliebe* erwähnen, die Fürsorge des Menschen für sich selbst. Als Therapeut muss man sich das, was man für sich selber braucht, nicht von andern holen. Man lernt, so für sich selbst zu sorgen, dass man autonom ist. Immer wieder einmal werde ich von Freunden gefragt: „Wie hältst du das aus, dir täglich die Probleme anderer Menschen anzuhören?" Meine Antwort ist einfach: Ich muss die Probleme meiner Patienten nicht lösen, sondern ich bin schon froh, wenn ich zur Linderung der Sorgen und Nöte beitragen kann. Ich empfinde es als ein Geschenk, dass mir Menschen Vertrauen entgegenbringen und mich an ihrem Innenleben Anteil nehmen lassen.

Für einige Patienten bin ich vielleicht so etwas wie eine Tankstelle. Den „Kraftstoff", der dabei verbraucht wird, besorge ich mir auf meine Weise immer wieder neu, wenn auch anders, als es ein Tankwart tut. So bleibt mein Energiehaushalt ausgeglichen. Das Wichtigste ist: Ich lerne von jedem meiner Patienten. Durch das Anteilnehmen am Leben anderer kann der Therapeut sein Leben vervielfältigen. Das Leiden gehört zum Leben, und ich habe im Laufe der Jahre die Angst davor verloren. Andernfalls könnte ich meinen Patienten wohl kaum gerecht werden.

Zusammengefasst geht es für einen Therapeuten darum, sich seelisch berühren zu lassen und den Menschen, dem er im Augenblick helfen will, seelisch zu berühren, ohne dabei egoistische Motive zu haben. Wenn man den Begriff „Behandlung" wörtlich nimmt, verweist er darauf, dass bei körperlicher Berührung ein Energiefluss zwischen beiden Menschen zustande kommt. Schon beim Händedruck und Augenkontakt gibt es Unterschiede im Hinblick auf das Ausmaß seelischer Begegnung. Schnell können zu viel Händedruck oder zu wenig Augenkontakt irritierend werden. Je mehr Menschen es wagen, hierbei etwas freigebiger und mutiger zu werden, desto geringer wird das Risiko, dass sich hieraus eine Komplikation ergeben könnte. Ein hilfsbedürftiger Mensch muss sich nicht anklammern, wenn er sich bewusst macht, dass er die fürsorgliche Unterstützung nicht nur von diesem einen Arzt oder dieser einen Krankenschwester erhält, sondern auch von anderen Mitmenschen.

Alle kennen den Satz, der das Christentum ganz wesentlich geprägt hat: „Liebe deinen Nächsten wie dich selbst." In diesem Sinne gilt die Selbstliebe als Grundlage für die Nächstenliebe, auch wenn Theologen dazu unterschiedliche Auslegungen anbieten. Der Philosoph Wilhelm Schmid geht so weit zu behaupten, es sei Selbstliebe, zu sich selbst sagen zu können: „Ich werde dir treu sein, alle Schwierigkeiten stehe ich mit dir durch, du kannst dich auf mich verlassen." Dadurch, so Wilhelm Schmid, kommt es zur Gründung einer starken Beziehung zu sich selbst, die „Sinn macht", während Beziehungslosigkeit Sinnlosigkeit heißt.

Selbstfürsorge und Selbstliebe sind nicht nur für Helfer als Schutz vor dem Risiko notwendig, hilfsbedürftige Menschen zur Kompensation eigener Defizite „benutzen" zu wollen, sondern auch kranke Menschen können sich die gleichen Erkenntnisse zu eigen machen. Mit einigen Patienten, die sich dafür interessieren, rede ich offen über meine eigene Selbstfürsorge, um Anregungen zu geben. Für Menschen, die spüren, dass sie bei chronischer Belastung Energie verbrauchen, ist die Metapher des „Auftankens" unmittelbar einleuchtend.

Jeder muss seine eigene Idee zu der Frage finden, wo, wie und wann er „auftanken" kann. Ein rüstiger älterer Patient schrieb mir hierzu: „Sie sind meine Tankstelle für Superkraftstoff. Das brauche ich etwa einmal im Monat, das reicht. Zusätzlich tanke ich schon seit 25 Jahren bei den Meetings der Anonymen Alkoholiker Normalkraftstoff. Sagen Sie dies bitte Ihren Kollegen weiter: Sie sollen ihre Patienten auf die Selbsthilfegruppen aufmerksam machen. Da kann man die Lebenskraft im Miteinander erleben, als Kraft der Gruppe!" Das Kompliment machte mich nachdenklich, aber warum soll ein Patient nicht mal so zum Arzt reden dürfen? Tatsächlich *will* ich ja „Superkraftstoff" anbieten.

Eine andere nützliche Metapher zur Selbstfürsorge ist die des Gärtners. Er weiß, was Blumen zum Gedeihen brauchen: Licht, Wasser, Dünger, die Entfernung verwelkter Teile, Schutz gegen zu viel Wind und Kälte. Was Selbstfürsorge und Eigenliebe bedeuten, lässt sich anhand der Metapher des Gärtners so ausmalen: „Du bist die Blume, der Garten und der Gärtner zugleich. Du kannst dein Wieder-Erblühen fördern, wenn du wie dein eigener Gärtner für dich sorgst. Stell dir vor, dein Körper ist ein Garten, und du gehst als Gärtner in diesen Garten hinein. Jedes Organ deines Körpers ist ein Teil deines Gartens: Blumen, Wiesen, Sträucher. Du pflegst alles: gießt und düngst, wo es nötig ist. Schmetterlinge flattern und Vögel zwitschern. Du verweilst einen Moment an einem guten Platz in deinem Garten. Und du sorgst dafür, dass vernachlässigte Bereiche wieder zum Erblühen kommen."

Diese Imagination kann eine so genannte therapeutische Ich-Spaltung nutzen. Die menschliche Seele hat bedürftige Anteile und solche, die zur Selbstbeobachtung und Selbstfürsorge in der Lage sind. In diesem Märchen von einem Garten, der zugleich sein eigener Gärtner ist, werden die bedürftigen ebenso wie die fürsorglichen Anteile der Seele bewusst gemacht. Dies ist ein wichtiges Prinzip der Heilkunde, da ein Ausweg aus einer zu einseitigen, beschwörenden Sichtweise wie *„Du schaffst das schon! Denke positiv!"* veranschaulicht wird.

An dieser Stelle möchte ich noch einmal auf Anne zurückkommen, die in ihrem Bedürfnis nach Selbstfürsorge auch auf andere Menschen bezogen war. Einige Jahre nach der Geschichte, die ich erzählt habe, verschlimmerte sich ihr Gesundheitszustand. Sie rief mich an und sagte: „Stell dir vor, es ist jetzt Schluss mit meinem Leben. Die Ärzte haben mir mitgeteilt, dass ich nicht mehr zu retten bin. Mein Mann ist ja schon vor Jahren abgehauen, weil er meine Krankheit nicht aushalten konnte. Weißt du, was ich getan habe? Ich habe einen früheren Liebhaber, den ich schon seit Jahrzehnten nicht mehr gesehen hatte, gefragt, ob er mich vor meinem Tod noch einmal besuchen mag. Und er ist gekommen. Ich habe zu ihm gesagt: ‚Komm zu mir ins Bett. Berühre mich! Ich will das Leben spüren!' Er hat sich darauf eingelassen. So konnte ich wenigstens noch einmal glücklich sein. Jetzt bin ich dankbar und nicht traurig. Ich kann jetzt gehen."

Oberflächenresonanz und Tiefenresonanz

Wenn ich verschiedentlich auf die Möglichkeit einer fürsorglichen oder gar liebevollen Grundhaltung zwischen Helfern und Hilfsbedürftigen hingewiesen habe, so mag dies von manchen Lesern, insbesondere von Ärzten, als ein zu hoher Anspruch empfunden werden. Vielleicht sind bescheidener klingende Ausdrücke wie „den anderen ernst nehmen" oder „Interesse zeigen" eher konsensfähig. Der Begriff der Resonanz ist etwas weniger als der Begriff der Liebe mit Sozialromantik oder unkritischem Idealismus zu verwechseln. Viele Ärzte halten es für völlig abwegig, eine Arzt-Patient-Beziehung unter Aspekten von Liebe oder liebevoller Zuwendung betrachten zu sollen, und sie müssen keineswegs schlechtere Ärzte sein als diejenigen, die sich in solchen Beschreibungen wieder finden.

Die komplizierte Liebesgeschichte von Anne und ihrem Arzt und alles, was ich dazu diskutiert habe, betraf einen Extremfall von Patient-Arzt-Beziehung; ein Gefühlswirrwarr ist aber keineswegs selten. Mir ging es in diesem Beispiel um das, was wir „Intensität" oder „Tiefe" von Beziehungen nennen. Man unterscheidet ja auch im sonstigen Leben zwischen oberflächlichen und tiefen Beziehungen: zwischen Sympathie, die unverbindlich sein darf, und tiefer Zuneigung zu einem Menschen, der wichtig geworden ist.

Patient-Arzt-Beziehungen, die an der Oberfläche bleiben und nicht in die Tiefe gehen, können im Prinzip ebenso wertvoll sein wie die tiefer gehenden Beziehungen. Die meisten Begegnungen zwischen Patienten und Ärzten berühren keine existenziellen Grundfragen, sondern dienen sachlicher Hilfe zu umschriebenen

Problemen. Trivial-oberflächliche Begegnungen können ebenso heilsam sein wie solche, bei denen intensive Gefühle aufgewühlt werden. Im Idealfall haben der Arzt und sein Patient eine Schwingungsfähigkeit für oberflächliche *und* für tiefer gehende Begegnungen.

Wir alle haben in unserer Kindheit Fähigkeiten der *spielerischen Annäherung* entwickelt. Der Psychoanalytiker Donald Winnicott behauptete, ein Therapeut, der nicht spielen könne, sei für das Therapieren ungeeignet. Spielerische Umgangsformen fördern den Humor, und mit einer Prise Humor kann manche anstrengende Situation leichter werden.

Ein Mann wird nach der urologischen Untersuchung seiner Zeugungsfähigkeit gebeten, im Nebenzimmer eine Spermaprobe zu „gewinnen“. Er soll masturbieren und das Ejakulat in einem Plastikbecher abgeben, damit der Arzt es mikroskopisch untersuchen kann. Wahrscheinlich ist es den meisten Männern peinlich, wenn sie während dieser Verrichtung draußen auf dem Flur die Arzthelferinnen verstohlen miteinander kichern hören. Diese Peinlichkeit könnte aber vielleicht überwunden werden, wenn alle Beteiligten, sowohl die Arzthelferinnen als auch der Patient, von vornherein mit einer spielerischen und humorvollen Haltung eine Leichtigkeit in diese Situation einbringen würden.

Ein anderes Beispiel: Eine junge Urologin plaudert zunächst kurz mit ihrem Patienten, führt dann bei der Untersuchung der Prostata ihren Zeigefinger in den Darmausgang des Patienten ein und stochert darin herum. Dem Patienten ist dies zwar unangenehm, aber plötzlich entfährt ihm die Bemerkung: „Ich weiß schon, warum ich nie schwul geworden bin!“ Beide lachen herzlich, und die Konsultation wird heiter statt peinlich.

Trivial-oberflächlich wirkende Resonanzen können eine darunter liegende Tiefendimension haben, die man zulassen oder ausblenden kann. Wenn intime Bereiche des Patienten berührt werden, spielt fast immer eine Tiefendimension von Gefühlen eine Rolle, die sich beispielsweise als Scham zeigt (Seidler 1968). Während meiner Hamburger Jahre war ich beeindruckt vom Engagement eines großen psychotherapeutischen Arbeitskreises von Urologen, die sich mit diesen Themen auseinander setzten.

Möchte der Patient zu einer gelingenden Begegnung mit dem Arzt beitragen, wird es also sinnvoll sein, sich klar zu werden: Geht es hier um etwas Triviales, Oberflächliches, oder will ich vom Arzt auch mit meinen tieferen Gefühlen wahrgenommen werden? Immerhin berührt ja eine Prostatauntersuchung auch die Frage, ob hier eine vielleicht lebensgefährliche Krebserkrankung diagnostiziert werden könnte, und bei der „Gewinnung" von Sperma geht es vielleicht um einen seit vielen Jahren unerfüllten Kinderwunsch, um eine Identitätskrise als Mann, um eine existenzielle Sehnsucht. Hierzu haben wir in unserem Institut gründliche psychologische Untersuchungen mit über tausend Paaren durchgeführt und Konzepte zum professionellen Umgang mit unerfülltem Kinderwunsch entwickelt (Stammer, Verres und Wischmann 2004).

Noch ein weiteres Beispiel soll das Nebeneinander von Oberflächenresonanz und Tiefenresonanz in Patient-Arzt-Beziehungen verdeutlichen. Ein Patient präsentiert dem Arzt eine Entzündung am Unterschenkel. Er ist von einer Zecke gebissen worden, hat beim Kratzen den Körper der Zecke entfernt und nicht bemerkt, dass sich die Zecke mit ihren Kieferklauen festgebissen hatte und dass der Kopf der Zecke noch in der Haut steckte. Der Arzt entfernt mit einer Pinzette den Zeckenkopf, und beide Beteiligten bringen diese kleine Operation mit einigen spaßhaften Bemerkungen hinter sich (*trivial-oberflächliche Resonanz*). Pflichtgemäß weist der Arzt den Patienten darauf hin, dass Viren in Zecken gefährliche Krankheiten übertragen können: die gefürchtete Zeckenenzephalitis, eine Gehirnentzündung. Wenn der Patient nun plötzlich eine starke Angst verspürt, sollte er sie dem Arzt zeigen dürfen, um vom Arzt auch mit dieser Angst angenommen werden zu können (*Tiefenresonanz*).

Die Konfrontation mit lebensgefährlichen Energien ermöglicht auch dem Helfer eine vertiefte Erfahrung der eigenen Lebenskraft. Dies kann bedeuten, dass er seine eigene fürsorgliche Grundhaltung und auch sein eigenes Aufgehobensein in einem größeren Ganzen (z. B. der Zunft der Heilkundigen) deutlicher als sonst spürt, vielleicht auch den eigenen Wunsch zu leben tiefer wahrnimmt als sonst. Dies entspricht in etwa dem, was viele Krebsbetroffene meinen, wenn sie sagen, dass sie seit der Erkrankung intensiver leben. Die Vertiefung des Erlebens wird dann möglich, wenn die psychische Aufmerksamkeit nicht ausschließlich auf Symptome wie etwa einen Zeckenbiss gerichtet ist, sondern auch auf die Gefühle, hier die Angst vor einer gefährlichen Gehirnentzündung. Der Patient sollte dann aber auch seine Gefühle dem Arzt zeigen.

In einer Strahlenklinik wurde ich zu einem lungenkrebskranken Patienten gerufen. Er fühlte den nahen Tod und wollte sein Leben abschließen. Beruflich hatte er als Flugzeugkonstrukteur ein interessantes und erfülltes Leben geführt. Überhaupt war er insgesamt mit seinem Lebenslauf, den er Revue passieren ließ, einverstanden. Allerdings hatte er viele Jahrzehnte lang stark geraucht, und nun setzte er sich damit auseinander, dass sein Leben zu früh und wahrscheinlich quälend zu Ende gehen würde. Er sah mich lange mit großen Augen an und sagte mir, diese Schuldgefühle seien kaum auszuhalten.

Sein Blick löste in mir ein Gefühl aus, das mich traf wie ein Blitz– im Sinne der Tiefenresonanz. Auch ich rauchte ziemlich stark. Zwar hatte ich mehrfach versucht, mir dies abzugewöhnen, wurde dabei aber immer wieder schmerzlich mit meiner eigenen Nikotinabhängigkeit konfrontiert. Ich wusste genau, wie gefährlich das Rauchen ist. Ich hatte gelernt, wie Lungenkrebs aussieht, im Pathologischen Institut hatte ich Obduktionen verstorbener lungenkrebskranker Raucher miterlebt und große Krebsgeschwülste in ihren Lungen gesehen. Trotzdem rauchte ich (wie es übrigens viele Ärzte tun). Ich wollte zwar davon wegkommen, schaffte es aber nicht. Als mich nun der todgeweihte Mensch mit seinen großen Augen anblickte, erlebte ich diese Tiefenresonanz: Ich spürte endlich in der notwendigen Intensität, was ich mir selber antue, wenn ich so weitermache wie bisher. Die Lebenssehnsucht dieses sterbenden Menschen kurz vor seinem Tode übertrug sich auf mich in einer Stärke, die ich bis dahin nicht gekannt hatte.

Dieser Augenblick wurde zu einer wichtigen Erfahrung für mich selbst. Ich fragte mich: Ist meine Sucht wichtiger als mein Lebenswille? Ich will wirklich leben, und ich will nicht weiter mein eigenes Leben aufs Spiel setzen, nur weil ich ein Suchtproblem habe! Im Gespräch mit diesem Patienten entstand daraufhin ein tiefes beiderseitiges Verstehen.

Mit aller Entschlossenheit nutzte ich die vielen Möglichkeiten der Psychologie für mich selbst. Ich wurde aufmerksamer für weitere hilfreiche Resonanzphänomene. Freunde erzählten mir von einer Wette, die sie abgeschlossen hatten: Die nächste Zigarette, die einer von ihnen rauchen würde, sollte jeden von ihnen einen hohen Geldbetrag kosten. Die Wettsumme war nicht einfach als Bestrafung für den Fall der Übertretung gedacht. Meine beiden Freunde hatten das gleiche Problem mit dem Rauchen, die Wette galt auf Gegenseitigkeit. Sie setzten in diesem Wettclub auf die Kraft der Beziehung. Um diese Kraft ging es, nicht hauptsächlich um das Geld; es ging darum, dass sie sich gegenseitig unterstützen wollten und ihre Entschlossenheit in dieser Wette ausdrückten. Sie wollten ihre Kraft auf das konzentrieren, was ihre Lebenskräfte lebendig hält, sie wollten gemeinsam weg von der Nikotinsucht.

Wenn diese beiden Freunde anderen von diesen Erfahrungen erzählten, begegnete ihnen zuweilen ein vorsichtiges Misstrauen. Immer wieder äußerte der eine oder andere Gesprächspartner

Zweifel an der Ehrlichkeit der beteiligten Wettpartner: Woher weiß der eine, ob der andere vielleicht doch heimlich raucht?

Hier zeigt sich der Unterschied zwischen Oberflächenresonanz und Tiefenresonanz. Oberflächliche Empfindungen von Übereinstimmung sind zwar meistens angenehm, bleiben aber flüchtig und unverbindlich. Das, was ich mit Tiefenresonanz meine, kann nicht ohne weiteres außer Kraft gesetzt werden; denn es ist klar geworden, dass diese zwei Menschen nun gemeinsam im Kontakt mit wichtigen Wahrheiten im Sinne fundamentaler menschlicher Tugenden sind, die ihnen auf einer tieferen Bedeutungsebene Sicherheit geben.

Am Beispiel des Rauchens lässt sich noch ein anderer Aspekt der Tiefendimension der Heilkunde veranschaulichen, der etwas mit dem Akzeptieren der Endlichkeit zu tun hat. Wer raucht, weiß ganz genau, dass er möglicherweise sein Leben aktiv verkürzt, und ich behaupte, dass einige Raucher das nicht nur wissen, sondern sogar ganz bewusst wollen. Es ist eine verkürzte Sichtweise anzunehmen, Raucher seien in diesem Punkt blind oder dumm, müssten „aufgeklärt" und von ihrem Verhalten abgebracht werden. Ganz nüchtern betrachtet: Raucher verringern ihr Risiko, alt und pflegebedürftig zu werden. Sie erhöhen ihre Chance, durch einen plötzlichen Herzinfarkt oder durch einen Lungenkrebs, der oft schon innerhalb eines Jahres zum Tode führt, zu sterben, bevor sie alt, schwach, gebrechlich und pflegebedürftig werden. Sie entlasten die viel beschworene Solidargemeinschaft, wenn sie sterben, bevor sie durch all die vielen altersbedingten Krankheiten teuer werden.

Wer raucht oder eine andere Form selbstdestruktiver Möglichkeiten praktiziert, sagt im tiefen Grunde „ja" zur Perspektive des eigenen Todes. Muss man ihn wirklich davon abhalten oder im letzten Stadium um Lebenswochen kämpfen?

Die intellektuell raffinierteste Zigarettenwerbung, die diese Tiefendimension des Umgangs von Rauchern mit sich selbst thematisiert, fand ich in dem Slogan: *„Life is like a puff of smoke – a wonderful, inspiring illusion."* (Das Leben ist wie ein Rauchkringel: eine wunderbare, inspirierende Illusion.)

Wahrscheinlich ist es nicht ohne weiteres einsichtig, was solche Gedanken mit der Heilkunde zu tun haben. Ich möchte es so ausdrücken: Heilkunde kann auch bedeuten, selbst dann *„ja"* zur Lebensführung von Menschen zu sagen, wenn diese Art zu leben ein „Ja" zum Sterben bedeutet. Vielleicht macht es nicht viel Sinn, Menschen, die sich mit jedem Griff zur Zigarette dafür entschieden haben, ein „Ja" zur Möglichkeit der Lebensverkürzung zu sagen, im Erkrankungsfall mit einem großen High-Tech-Aufwand in eine Maschinerie von Lebensverlängerung einzuladen. Tiefenresonanz könnte vielmehr bedeuten, dieses „Ja" zum Thema Tod zu akzeptieren.

Allerdings wird, wie jeder weiß, diese Sichtweise dadurch verkompliziert, dass das Rauchen ebenso wie viele andere Formen des Drogenkonsums meist ein Zeichen von Sucht ist.

Wegweisend sind die Bemühungen des inzwischen emeritierten Direktors der Heidelberger Thoraxklinik und langjährigen Geschäftsführers der Deutschen Krebsgesellschaft Peter Drings, seine Klinik, in der Lungenkrebskranke behandelt werden, zu einem Ort der engagierten Aufklärung über die Folgen des Rauchens zu machen. Viele tausend Schüler konnten sich dort über die Entstehung, die Diagnostik und die verheerenden Folgen des Rauchens ein Bild machen. Sie haben sogar die Möglichkeit, mit lungenkrebskranken Patienten persönlich zu sprechen. Ob das etwas nützt, wird mit großem Aufwand untersucht. Auch das Deutsche Krebsforschungszentrum in Heidelberg hat in Zusammenarbeit mit der Weltgesundheitsorganisation zum selben Thema Initiativen entwickelt (www.tabakkontrolle.de). Die Warnungen vor den Folgen des Rauchens werden immer drastischer, aber trotzdem rauchen Millionen von Menschen weiter.

Wollen wir das Resonanzprinzip mit Blick auf diese Probleme mit dem Realitätsprinzip verbinden, so bleibt uns wohl nicht viel anderes übrig, als gesellschaftliche Räume zu definieren, in denen klare Grenzen erkennbar sind: Räume der konsequenten Verbannung des Rauchens und Freiräume für solche Menschen, die trotz aller Warnungen das tun, was sie wollen, selbst wenn es zum Tod führt.

Lob der Dankbarkeit

Sprechen wir von Resonanz als Bezogenheit der Menschen aufeinander, so ist die Dankbarkeit als eine wichtige Quelle des Lebensmuts und des Lebenswillens zu würdigen. Ein zentrales Element menschlicher Lebenskunst besteht darin, Dankbarkeit dafür zu spüren, dass wir leben dürfen. Wir nehmen das Leben nicht selbstverständlich hin, sondern wir machen uns klar, welch ein zauberhaft wertvolles und im Grunde unfassbares Geschenk es ist, dass wir als körperliche und geistige Wesen leben und staunen dürfen. Dieses Geschenk kann uns jederzeit wieder genommen werden. Mein Freund Albert Hofmann, der durch eine Hüftoperation beim Gehen eingeschränkt war, sagte mir lächelnd in seinem hundertsten Lebensjahr: „Das sind Schäden am Chassis. Sie sind der Tribut dafür, dass ich so lange leben darf. Diese Entschleunigung nehme ich gern in Kauf und ich bin dankbar dafür, dass ich beim langsamen Gehen die Blumen, Bäume und Schmetterlinge umso intensiver wahrnehme."

Bei meiner Begleitung sterbenskranker Menschen spielt die Dankbarkeit eine immer wichtigere Rolle. Im Laufe der Jahre habe ich zunehmend erkannt, dass Dankbarkeit, wenn sie stärker ins Bewusstsein gebracht wird (und dem kann man „nachhelfen"), sogar Empfindungen wie Verzweiflung, Traurigkeit und Angst derart überstrahlen kann, dass eine seelische Balance oder sogar ein seelisches Heil-Sein zustande kommt.

Wenn Menschen im Zusammenhang mit einer rückblickenden Lebensbilanz – oder auch nur als Zwischenbilanz – alte Fotoalben anschauen, kann die Aufmerksamkeit bewusst auf diejenigen Szenen aus ihrem Leben gelenkt werden, für die man Dankbarkeit empfindet. Eine solche Dankbarkeit muss nicht unbedingt nur denjenigen Menschen gelten, die einem Gutes getan haben. Man kann auch sich selbst gegenüber dankbar sein.

Menschen, die ein intensiveres Gefühl von Dankbarkeit erleben, haben im Vergleich zu anderen eine höhere Lebenszufriedenheit, eine zuversichtlichere und hoffnungsvollere, manchmal auch eine spirituelle Grundhaltung, eine insgesamt positiver getönte Emotionalität, stellt die Heidelberger Psychologin Annette Kämmerer fest. Wenn wir dankbar sind, treten belastende Gefühle in den Hintergrund. Ein tiefes Gefühl von Dankbarkeit kann sogar die Angst vor dem eigenen Sterben mindern.

Da Dankbarkeit nicht immer bewusst wird oder auch wieder vergessen wird, ist es manchmal umso wichtiger, dass Menschen einander ihre Dankbarkeit auch ausdrücken und so gemeinsam ins Bewusstsein holen. In jedem Falle zentriert Dankbarkeit die Wahrnehmung auf die Bedeutung des Guten in unserem Leben, und es wird uns klarer, dass wir es wert waren (und es noch sind), von anderen Gutes zu erhalten. Solche Empfindungen von Zusammengehörigkeit können die Einsamkeit manchmal lindern. Auch Ärzten tut es gut, wenn ein Patient, sofern er einen Grund dafür hat, seine Dankbarkeit ausdrückt.

Klänge und Nachklänge der Seele

Am Beispiel der Dankbarkeit wird deutlich, dass zwischenmenschliche Resonanz auch verzögert auftreten kann, auch etwa als Traum oder als irgendein „Nachklang“ einer Begegnung. Wollen wir unsere Resonanzfähigkeit bewusster kultivieren, so kann es lohnend sein, nach wichtigen Begegnungen innezuhalten und darauf zu achten, ob noch ein Nachklang im eigenen Inneren spürbar ist.

Nach intensiven helfenden Gesprächen ist es ohnehin sowohl für den Helfer als auch für den Patienten sinnvoll, eine kurze Pause einzulegen. Nach einem wichtigen psychotherapeutischen Gespräch empfehle ich dem Patienten schon einmal, möglichst noch eine kleine Wanderung zu machen oder auf einer Parkbank zu verweilen, um das Erlebte nachwirken zu lassen, statt es sofort mit der gewohnten Geschäftigkeit der Alltagsroutinen zu überdecken. Ich selbst setze mich in solchen Pausen manchmal kurz improvisierend an mein Klavier, das in einer Ecke meines Sprechzimmers steht, und höre den Klängen zu, die nach der Begegnung mit einem Patienten in mir noch weiterwirken, beispielsweise als aggressive, als traurige oder als zärtliche Klangfiguren, die am Klavier aus meinen Händen kommen, ohne dass ich dabei denke. Die Musik ist dann nicht nur ein Ausdruck von Gefühlen, sondern sie ist auch eine Sprache über die Gefühle. Für mich öffnen sich dabei oft weitere Kanäle der Erkenntnis, die den „Zeitverlust" solcher Intermezzi wert sind.

Nach einem zweistündigen Krisengespräch mit einem akut selbstmordgefährdeten Arzt, der den Klinikstress nicht mehr aushielt, erkannte ich an meiner anschließenden aggressiven Klavierimprovisation, wie stark dieser unzufriedene Arzt durch seine Schilderung auch meinen eigenen Ärger über die zunehmenden Macht- und Konkurrenzkämpfe im Klinikum angerührt hatte. Indem ich mir (nachdem mein Gesprächspartner gegangen war) erlaubte, diese Affekte ungefähr eine Minute lang „auszutoben", wurde ich wieder ruhiger und konnte verhindern, dass sich eine unterschwellige Affektspannung unbewusst auf meinen Umgang mit den folgenden Patienten auswirkte. Danach war ich dem Patienten sogar dankbar dafür, dass er mich in Kontakt mit meinen eigenen Affekten gebracht hatte. Ich fühlte mich vitaler als zuvor. Allerdings kann ich nicht beurteilen, inwieweit solche Praktiken des Abreagierens von Gefühlen auch für andere Helfer tauglich sind. Die beschriebene „Methode" funktioniert, wenn man Musiker ist.

Solche Beispiele können jedenfalls dazu anregen, bewusster auszuprobieren, wie man nach einer aufwühlenden Begegnung wieder mit sich selbst „ins Reine“ kommen kann. Die Grundidee ist, Gefühle durchzulassen, bis die Spannungen wieder nachlassen und der Mensch wieder eine Balance gefunden hat.

Eine weitere Möglichkeit, die Musik zur Verfeinerung der Resonanzfähigkeit zu nutzen, liegt darin, die Bedeutung der Stimme in zwischenmenschlichen Beziehungen bewusster wahrzunehmen. Schon der Philosoph Georg Wilhelm Friedrich Hegel sprach von der menschlichen Stimme als der „Hauptweise, in der der Mensch sein Interesse kundtut; was er ist, das legt er in die Stimme.“

In autoritär eingefärbten Arzt-Patient-Beziehungen kann der Klang der ärztlichen Stimme besonders dann, wenn Beurteilungen, Prognosen und Verordnungen ausgesprochen werden, für einen kranken Menschen unterschwellig den Charakter eines Befehls erhalten. Der Literatur-Nobelpreisträger Elias Canetti machte darauf aufmerksam, dass der Befehl älter als die Sprache sei: „Sonst könnten ihn Hunde nicht verstehen.“ Befehle können den Charakter des Endgültigen und Indiskutablen haben, wobei es auf die Stärke der damit verbundenen Drohung ankommt: Es geht um den Blick, die Stimme, um eine (im Extremfall) erschreckend wirkende Atmosphäre. Sollte ein Arzt seine Stimme in einer Weise verschärfen, dass seine inhaltlichen Äußerungen fast wie ein Befehl klingen, so dürfte eine kritische Nachfrage seitens des Patienten angebracht sein. Vielleicht spricht der Arzt aber nur deshalb einen Befehl aus, weil seine Sorge um den Patienten groß ist. Das kann dann der Fall sein, wenn das Verhalten des Patienten selbstzerstörerisch ist. Bei einer akuten Lungenembolie zum Beispiel muss der Arzt dem Patienten gegen dessen Willen verbieten, aufzustehen und nach Hause zu laufen.

Seit ich mit Musiktherapeuten zusammenarbeite, nehme ich die Stimmen meiner Patienten und auch meine eigene Stimme bewusster als vorher wahr. Die Musikpsychotherapeutin Sabine Rittner hat an unserem Heidelberger Institut für Medizinische

Psychologie Selbsterfahrungsgruppen eingerichtet, in denen mit der eigenen Stimme, mit Bewegung oder Instrumenten experimentiert wird, so dass spielerisch das nonverbale Ausdrucksspektrum und die Fähigkeit, „Zwischentöne“ zu hören, erweitert werden. Die Verarbeitung der stimmlich vermittelten Informationen beruht überwiegend auf unbewussten Vorgängen. Sabine Rittner betrachtet die Wirkung des Stimmklanges auf einen anderen Menschen als *„organismische Resonanz“*. Ein Beispiel hierfür ist das eigene Räusperbedürfnis, wenn wir jemandem mit stark belegter Stimme zuhören. Die Stimme des einen Gesprächspartners kann die Stimmung des anderen Gesprächspartners unbewusst mit beeinflussen, da seine Spiegelneurone aktiviert werden. Stimmungen sind diffuse Grundtönungen des Erlebnisfeldes im Sinne eines Zumuteseins, z. B. als Heiterkeit, Niedergeschlagenheit oder Missmut.

Falls der Arzt zum Patienten mit einer Stimme spricht, die diesem im Augenblick nicht gut tut, wird Selbstschutz (Nichtresonanz) als Abgrenzung gegenüber dem Arzt wichtig. Umgekehrt ist es sinnvoll, sich der möglichen Wirkungen der eigenen Stimme auf den Arzt bewusst zu sein. Ein unterwürfig-demütiger Stimmklang des Patienten kann mehr Wirkung auf die Beziehung zwischen beiden haben als der Inhalt der Worte. In diesem Sinne bedeuten Gespräche zwischen einem Patienten und seinem Arzt eine Möglichkeit der Selbsterkenntnis: *Wie* präsentiere ich mich einem anderen, wenn ich Hilfe brauche? In welche Rolle bringe ich dadurch mein Gegenüber?

Das Seelische spiegelt sich also auch im Klang wider, und je genauer wir die Feinheiten des stimmlichen Ausdrucks voneinander zu unterscheiden lernen, ähnlich wie die Eskimos viele Nuancen von Schnee und entsprechend viele verschiedene Begriffe für die Farbe Weiß kennen, werden wir es auch bemerken, wenn der stimmliche Klang eines Menschen etwas über die momentane Befindlichkeit und über die Beziehung mitteilt. Eine Sensibilität für die atmosphärische Dimension der Stimme kann uns im günstigen Fall auch bereichern, indem wir zum Beispiel zwischenmenschliche Wärme bewusster spüren.

Als eine Frau und ihr Mann wegen unerfüllten Kinderwunsches lange in ärztlicher Behandlung waren, wirkte eines Tages die klare Mitteilung des Arztes für gynäkologische Endokrinologie, es gebe nun keine Möglichkeit mehr, zwar schockierend, aber trotzdem wurde damit ein Prozess gemeinsamer seelischer Weiterentwicklung als Paar eröffnet. Dieser wurde auch dadurch mit guten Energien angereichert, dass in der Stimme des Arztes, während er sagte: „Es tut mir Leid", eine echte, persönliche Anteilnahme spürbar war. Da dieses Gespräch den Abschluss aller ärztlichen Bemühungen markierte, blieb der Klang der Worte des Arztes zu diesem Thema jahrelang in Erinnerung, und es blieb das Empfinden, zumindest menschlich gut begleitet worden zu sein. Der Arzt war wie ein Onkel, der irgendwie dazugehörte und durch diesen einen Satz „Es tut mir Leid" ein bisschen menschliche Wärme in diese Lebenskrise einbrachte. Der Philosoph Wilhelm Schmid weist darauf hin, dass – gerade auch beim Älterwerden – das gut ist, was als bejahenswert erscheint. Im hier beschriebenen Fall war die Arzt-Patient-Beziehung bejahenswert, und im weiteren Verlauf der Krise stellte sich nun die Aufgabe, auch ein Leben ohne eigenes gemeinsames Kind als bejahenswert in Betracht zu ziehen.

Der Klang der Stimmen von Gesprächspartnern kann als Konsonanz im Sinne der Harmonie, aber auch als Dissonanz im Sinne der Reibung, des Anders-Seins, erlebt werden. So kann uns bewusster werden, welche Möglichkeiten der Annäherung wie auch der Abgrenzung in der Beziehung zwischen Menschen liegen.

Um es etwas einfacher auszudrücken: Ich kann als Helfer auf einen Menschen so eingehen, dass ich den Klang meiner Stimme an die Situation anpasse. Das kann sinnvoll sein, wenn er traurig ist und ich dazu in mir eine Resonanz spüre. Meine Stimme wird dann ganz von selbst etwas leiser und langsamer. Es gibt aber auch die Möglichkeit, den Klang meiner Stimme als mein Eigenes von dem des Kranken ganz bewusst abzuheben. Wenn der andere bedrückt ist, muss ich mich nicht auch bedrückt geben.

Jedenfalls ist es ergiebig, von Zeit zu Zeit einmal die Stimme eines Gesprächspartners und ebenso die eigene Stimme unter musikalischen Aspekten zu hören, unabhängig von den jeweiligen Inhalten des Gesprächs. Die Kunst der seelischen Berührung kann so auf eine fast künstlerische Weise verfeinert werden. Ein Mensch, der traurig oder erschrocken ist, empfindet eine sachlich-neutrale Stimme des Arztes möglicherweise als kalt und herzlos. Es besteht aber auch die Möglichkeit, dass gerade die sachlich-neutrale Stimme Halt gibt.

Kunst, Musik und Heilkunst bei existenziellen Grenzerfahrungen

Bildende Künstler, Musiker und Dichter haben die gesellschaftlichen Umgangsformen mit existenziellen Grenzsituationen weltweit seit Jahrtausenden inspiriert und zu angemessenen Ritualen beigetragen. In den Kliniken der modernen Hochleistungsmedizin hat sich demgegenüber ein Handlungsdruck entwickelt, der zur Entfremdung von diesem kulturellen Kontext führen kann.

Am Beispiel der Geburtsvorbereitung und Geburtshilfe habe ich weiter vorn schon dargestellt, wie Menschen mit vereinten Kräften ein gutes kulturelles Umfeld für das „Fest der Geburt“ schaffen können. Es ist zu wünschen, dass solche Intensivierungen von Bewusstheit auch in anderen Bereichen des Gesundheitswesens in Gang kommen. Sterbende Menschen haben seltener eine „Lobby“ als die zur Welt kommenden Babys und ihre Mütter und Väter. Entsprechend werden die eigentlich längst bekannten Möglichkeiten einer angemessenen, fürsorglichen Sterbebegleitung wesentlich langsamer als bei der Geburtshilfe in die Tat umgesetzt, obwohl es gut fundierte Konzepte gibt (Longaker 1997,

Renz 2001, Student 2004). In unserem Institut führen wir zu diesem Thema seit Jahren Forschungen durch, zum Beispiel als „Netzwerk achtsame Sterbekultur“, bei dem auch eine Kulturwissenschaftlerin und eine Musiktherapeutin beteiligt sind (Saalfrank und Verres 2004).

Zu den würdigen Umgangsformen mit Sterben, Tod und Trauer gehört zweifellos die Gestaltung angemessener Rituale. Hierzu sind Musik- und KunsttherapeutInnen aufgrund ihrer künstlerischen Ausbildung besonders geeignet, indem sie Verbindungen zwischen ärztlichem Denken und kulturellen Gestaltungsmöglichkeiten fördern. Musiktherapie kann allerdings nur in solchen Einrichtungen gedeihen, in denen nicht hauptsächlich ein Kampfgeist vorherrscht, wobei der Tod zum Hauptfeind erklärt wird und mit allen Mitteln bekämpft wird. Es ist eine Unternehmensphilosophie notwendig, die den Tod akzeptiert und der Begleitung in die innere Ruhe mindestens den gleichen Wert beimisst wie dem Kampfgeist.

Musik kann einen Menschen „verzaubern“, zum Beispiel dann, wenn eine „Lebensmelodie“ erkennbar wird. Damit wird deutlich, dass Musiktherapie eine persönliche Beziehung zwischen der Therapeutin und dem kranken Menschen voraussetzt. Nicht nur für einen sterbenden Menschen, sondern auch für die Hinterbliebenen ist es wichtig, sich in einem größeren Ganzen aufgehoben fühlen zu können. Bereits bestehende heilsame Rituale, wie z. B. in der kirchlichen Seelsorge, können auch von Musiktherapeuten aufgegriffen werden. Dadurch kann eine starke Energie mobilisiert werden, die den gesellschaftlichen Wissensvorrat und die kulturellen Möglichkeiten nutzt, die über viele Jahrhunderte entstanden sind.

Ein Arzt schenkte einer schwer kranken Krebspatientin die Schallplatte „Officium“ von Jan Garbarek und dem Hilliard Ensemble. Hier werden Psalmen gesungen und diese Musik hat auch den Charakter des Betens. Während der Chemotherapie hörte die Patientin diese Musik mit Kopfhörern. Dadurch wurde die medizinische Behandlung in einen rituellen Kontext eingebettet. Besonders beglückend war für diese Frau aber auch, dass ihr ein Freund noch zwei Eintrittskarten für ein Konzert mit Jan Garbarek und dem Hilliard Ensemble in einer Kirche besorgte und auch selbst neben ihr in der Kirche saß. Egal, welcher Religionsgemeinschaft man angehört, und egal, ob man religiös ist, stellt eine Kirche einen kostbaren kulturellen Raum dar, in dem Andacht, Ehrfurcht und Besinnung auf das Wesentliche oft intensiver möglich werden als in Krankenhäusern mit ihrem Sagrotangeruch.

Ellis Huber, ehemaliger Präsident der Berliner Ärztekammer, rief bei einem Kongressvortrag in Erinnerung, welch eminente Bedeutung die mächtigen Kathedralen im Mittelalter „als Schutzwall gegen die Angst“ hatten. Arme wie Reiche fanden ihren Lebenssinn in der Religion. Doch wo gibt es heute eine solche „Mitte des Gemeinwesens“? Im Internet? Huber skizzierte eine „Relativitätstheorie der Medizin“, in der das Zusammenwirken aller Ebenen vom Molekül über die Zellverbände und Organe, vom Individuum über Familie und Gemeinschaften bis hin zur Gesamtgesellschaft verständlich gemacht werden kann. Doch die Theorie, dass alles miteinander verbunden ist, wird erst dann nützlich, wenn viele einzelne Menschen konkret eine Verbundenheit fühlen und sie einander zeigen.

Das Hinausgehen aus der Krankenhauswelt in ein größeres Ganzes hinein sollte, wo immer dies möglich ist, in Betracht gezogen werden. Kosmische Harmonien finden sich auch in den Gesängen der Vögel und im Rauschen der Zitterpappeln im Wind.

Musiktherapie hat auch mit Naturphilosophie zu tun. Der Bewusstseinsforscher Ken Wilber hat in seinem Buch „Mut und Gnade“ (1996) ein Gedicht einer unbekannten Autorin zitiert, welches diesen Grundgedanken besonders schön in Worte fasst:

Steht nicht an meinem Grab und weint,
ich bin hier nicht, ich schlafe nicht.
Ich bin die tausend Winde,
das Diamantglitzern auf dem Schnee.
Ich bin der Sonnenschein auf reifem Korn,
ich bin der sanfte Herbstregen.
Wenn ihr aufwacht in der Morgenstille,
bin ich der schnelle Flügelschlag
stiller Vögel im kreisenden Flug.
Ich bin der Stern, sein mildes Licht in der Nacht.
Steht nicht an meinem Grab und weint,
ich bin hier nicht …

Im Idealfall ist eine Musiktherapeutin in der Lage, einem sterbenskranken oder einem trauernden Menschen eine Musik nahe zu bringen, die ein Gefühl des Aufgehobenseins in einem größeren Ganzen fördern kann, wie es in diesem Gedicht ausgedrückt ist. In diesem Sinne kann Musiktherapie auch von jedem Menschen, der ein Gespür für Musik hat, geleistet werden. Das Lied „Weißt du, wie viel Sternlein stehen“ beispielsweise kann ganz einfach zum Einschlafen gesungen werden, es verweist zugleich auf Transzendenz, indem es Metaphern enthält, die die Beziehung des Einzelnen zum großen Universum, in das man im Sterben eingeht, indirekt anklingen lassen, ohne eine direkte Konfrontation mit dem Tod bedeuten zu müssen.

Auch sei auf die verschiedenen Ausgestaltungen des *Requiem* durch bedeutende Komponisten verwiesen. Das Requiem von Gabriel Fauré wird auch als „Wiegenlied des Todes“ bezeichnet: Es ist eine sanfte, versöhnliche Musik, die man nicht nur auf Tonträgern zum Klingen bringen, sondern auch – wesentlich intensiver – bei einer Aufführung in einer Kirche erleben kann.

Musiktherapie ist also nicht nur als eine professionelle Behandlungsform durch dafür ausgebildete Fachleute zu verstehen, sondern es ist wichtig, sich immer wieder die ursprüngliche Bedeutung des altgriechischen Wortes *therapeuein* bewusst zu machen: fürsorglich sein. Wenn ein alter Demenzpatient jahrelang pflegebedürftig im Bett liegt, kann dies auch bedeuten, ihm von Zeit zu Zeit behutsam Musik darzubieten, die er in seinem früheren Leben gern gehört hat.

Zu den Pionieren der professionellen Musiktherapie bei Sterbenden gehört die schweizerische Musiktherapeutin Susan Munro. Sie konnte darstellen, dass Patienten, deren Gefühle hinter einer starren Fassade verschlossen wirkten, einiges von ihrem inneren Sein über den Symbolgehalt der Musik mitteilen konnten. Musik erleichterte es den kranken Menschen, die Erfahrungen ihres Lebens Revue passieren zu lassen. Der Umgang mit Musik bestätigte, dass das Leben einen Wert gehabt hatte, indem sie eine Brücke schlug von der Vergangenheit zur Gegenwart und von der Gegenwart zur Zukunft derer, die zurückbleiben. Kaum eine andere Unterstützung verfügt über ein vergleichbar vielschichtiges Potenzial. Das Anhören von Musik kann eine Qualität von Hülle, Nahrung und Fürsorge haben, wonach sich Patienten oft sehnen.

Man kann schwer kranken Menschen auch einfache Musikinstrumente geben wie z. B. eine Leier. Sie ist leicht, ihr Tonumfang ist überschaubar und die harmonisierenden Klänge entsprechen vielfach den Wünschen der Patienten nach innerer Ruhe. Der Patient kann mit ihr in jeder Position spielen. Das Instrument bedarf keiner besonderen Vorkenntnisse oder Anleitung. Im Dialog kann eine überschaubare Tonfolge von zwei bis drei Tönen schon ein kleines musikalisches Werk ergeben, mit dem der Patient den Eindruck gewinnt, selber Musik zu spielen und dadurch die eigene Entspannung fördern zu können.

Lieder können vertraute Gemütszustände reaktivieren und sowohl belebend als auch beruhigend wirken, wenn sie an die Situation des Kranken angepasst sind. Auch für traurige Menschen kann es sinnvoll sein, behutsam durch Summen oder andere Musik Verbindungen zwischen der Traurigkeit und den Lebenskräften anzudeuten. Wenn man einen schwer kranken Menschen begleitet, muss man keineswegs ausschließlich dessen emotionale Situation widerspiegeln. Ob die Beziehung zwischen dem Begleiter und dem sterbenden Menschen gelingt, hängt wohl auch davon ab, ob der Begleiter auch seine eigene Befindlichkeit in die Situation einbringen kann und dabei auf die Situation des anderen eingeht. Denn auch der Begleiter sollte sich im Einklang mit sich selbst fühlen können, soweit dies möglich ist. Das Erleben von Klängen kann eine Möglichkeit bieten zu erfahren, was Loslassen bedeutet. Jeder einzelne verklingende Ton kann die Sensibilität für die Bedeutung des Loslassens fördern.

Musik kann eine tragende Kraft sein, die aber auch verklingt und in die Stille hineinführen kann. Der Patient muss nichts „tun", lediglich hören. Das Hören kann aktivieren, trösten und das Erinnern fördern, Verbindungen zu guten Erlebnissen schaffen: zum gelebten Leben, zu Urerfahrungen der Kindheit, zu Träumen und kulturellen Erfahrungen. Musik kann ein Übergangsobjekt im Trennungsprozess sein. Musik kann auch im Krankenhaus als heilsame Kraft wirken, indem sie noch in Grenzsituationen auf die mögliche Schönheit der menschlichen Existenz verweist.

Wenn Musik in Krankenhäusern gespielt wird, löst sie immer etwas aus: nicht nur bei den Patienten, sondern auch bei den Pflegenden und den Ärzten. Sie erinnert an die Lebendigkeit, an das „Draußen", an die Kultur. Die sakrale Dimension von Musik, z. B. bei gesungenen Gebeten, Mantren oder Liedern, kann Verbindungen zwischen der Heilkunst und der Religiosität schaffen. Bei Schmerzen kann Musik ablenkend wirken. Musik kann auch ein Krankenhaus beleben, als eine kulturelle Bereicherung wirken und die Trennung zwischen der Krankenhauswelt und der Welt draußen zumindest zeitweise aufheben.

In unserem Institut führen wir in Zusammenarbeit mit der Heidelberger Universitäts-Frauenklinik Forschungen durch zu der Frage, wie erkrankte Menschen am Beispiel bewussteren Musikhörens üben können, grundsätzlich fürsorglicher mit sich umzugehen. Dazu bieten wir ihnen unter anderem auch Entspannungs-

und Meditationsmusik an, die ich als Pianist auf dem Fazioli-Flügel 308 aufgenommen habe. Dieses Wunderwerk des Instrumentenbaus ermöglicht selbst beim Pianissimo ungewöhnlich vielfältige Klangfarben (CD: „Lichtungen – eine Einladung zur Stille“, SoundLife Köln, im Buchhandel erhältlich). Aktuelle Informationen über den Fortgang dieser und ähnlicher Entwicklungen kann man im Internet unter www.rolf-verres.de sowie www.saludart.com abrufen.

„Now-Moments“: Sternstunden zwischenmenschlicher Begegnung

Ein zum Tode kranker Freund, Thomas, lud mich zu seinem Geburtstagsfest ein. Als Arzt wusste er genau, dass er bald sterben würde. Es war eindeutig das letzte Geburtstagsfest seines Lebens. Wir hatten darüber mehrfach in aller Klarheit geredet. Mit einer Chemotherapieflasche, die an seine Schlüsselbeinvene angeschlossen war und die er in der Jackentasche verbarg, hatte er noch kurz vorher zu meinen Studenten über seine Vorbereitungen für den eigenen Tod gesprochen.

Ehrlich gesagt, ging ich mit einem ziemlich mulmigen Gefühl zu diesem „Fest“. Als ich die Wohnung betrat, traute ich meinen Augen und Ohren nicht: Ein fröhliches, lautes Stimmengewirr, schallendes Gelächter und eine ausgelassene Runde empfingen mich. Eine lustige Party war im Gange. Ein Witz nach dem anderen wurde zum Besten gegeben, und ein Musiker und Freund der Familie bot kabarettistische Einlagen. Als ich meinen sterbenskranken Freund ansah, merkte ich sofort: Er war glücklich im Hier und Jetzt! Genau das hatte er sich gewünscht. Und es gelang uns allen, wirklich Spaß miteinander zu haben. Ohne uns wäre es Thomas wohl kaum mehr gelungen, in eine solche Stimmung hineinzukommen.

Sterbende sind Lebende. Eine bedrückende Stimmung wollte Thomas an diesem Geburtstag nicht. Das hatte er in den vergangenen Monaten mehr als genug durchgemacht. Er wollte hier und heute als lebendiger Mensch eine Resonanz in der Gruppe seiner Familie und seiner Freunde spüren. Für mich wurde dies ein unvergessliches Erlebnis. Ich bin Thomas heute noch dafür dankbar. Genauer gesagt: seinem Sohn Paul. Er hatte Thomas das Fest vorgeschlagen und angeboten, für die Gäste zu kochen. Einen wichtigen Anteil am Gelingen dieser Feier hatte auch seine Frau Lis, die ihm in allen Höhen und Tiefen seines Lebens zur Seite gestanden hatte. Dadurch, dass sie in dieser Situation nicht Traurigkeit zeigte, sondern gemeinsam mit Thomas ein zeitweiliges Glücklichsein zuließ, trug sie dazu bei, dass sich eine unbefangene Freude ausbreiten konnte, in der wir alle miteinander den Tod ausblenden konnten, obwohl er bereits in der Nähe war.

War das nun „oberflächliche" oder „tiefe" Resonanz? Gewiss beides gleichzeitig. Im konkreten menschlichen Miteinander denkt man nicht an solche akademischen Unterscheidungen. Zwischenmenschliche emotionale Resonanz ist nichts anderes als eine ganzheitliche Form des Aufeinanderbezogenseins. Bestimmte besonders bedeutsame Erfahrungen von Gemeinsamkeit werden auch von neurobiologischen Wissenschaftlern wie dem Göttinger Gehirnforscher Gerald Huether als so genannte „Now-Moments" zunehmend gewürdigt. Das Nervensystem reagiert ja systemisch und kontextabhängig, und emotional bedeutsame Erlebnisse kommen besonders in solchen Momenten von Aufmerksamkeit zustande, in denen „der Funke überspringt", weil die Beteiligten eine *ganzheitliche Resonanzbereitschaft* mitbringen und dabei *authentisch* sind.

Der Begriff „Now-Moments" wurde von den Mitgliedern der „Change Process Study Group" in Boston unter Leitung des Entwicklungspsychologen Daniel N. Stern (1998) für solche Momente der Begegnung geprägt, in denen die Teilnehmer „in einer Weise miteinander umgehen, die ein neues, implizites, intersubjektives Verständnis ihrer Beziehung erzeugt und eine neue Art des Miteinander-Seins erlaubt". Ein treffendes Beispiel hierfür ist die Geburtstagsparty meines sterbenskranken Freundes Thomas. Daniel Stern und seine Mitarbeiter bezeichnen einen solchen unvergesslichen Moment der Begegnung als „das Schlüsselelement, das eine Veränderung des vorhandenen Wissens eröffnet". Die Musiktherapeutin Barbara Gindl drückt das in ihrem Buch „Anklänge – Die Resonanz der Seele" (2002) so aus: „Now-Moments werden atmosphärisch wahrgenommen. Es sind Momente des Zaubers; sie sind flüchtig und doch von einer Tiefenwirkung, die vom ersten Augenblick an die Qualität der Beziehung verändert. Now-Moments sind die reale, verkörperte Erfahrung geglückter Abstimmung, von *Gemeinsam-Sein*. Sie beinhalten ein Element des Spielerischen, der Leichtigkeit, des unbeschwerten Seins statt des beschwerlichen Tuns."

Daniel Stern und seine Mitarbeiter erklären die nachhaltige Wirkung solcher bedeutsamen Augenblicke zwischenmenschlichen Zusammenseins im Lichte entwicklungspsychologischer Erkenntnisse zur frühen Säuglingszeit. Schon in den ersten Lebensmonaten scheinen Säuglinge in der Lage zu sein, die wichtigsten Aspekte der Beziehung zur Mutter ganzheitlich zu erfassen und auch zu speichern, so dass das so gewonnene „implizite Beziehungswissen" auch in späteren Lebensjahren verfügbar bleibt. Die im zweiten Kapitel dieses Buches erwähnten Spiegelneurone formieren sich bereits bei diesen frühen Lebenserfahrungen zu bedeutungstragenden Netzwerken.

Now-Moments sind also Momente der Begegnung, die gegenüber der Alltagsroutine hervorstechen, unerwartet sind, affektiv hoch aufgeladen sind und *beide* bzw. *alle* Beteiligten im Sinne einer ganzheitlichen Resonanz treffen. In solchen Momenten haben die Beteiligten das Gefühl, dass darin eine tiefe Wahrheit anklingt. Die Essenz der fröhlichen Geburtstagsparty von Thomas, der letzten seines Lebens, lässt sich vielleicht so ausdrücken: Alle Beteiligten erlebten gemeinsam die Sehnsucht von Thomas, auch noch im Sterben als *Lebender* erkannt zu werden und die Lebenskraft vor dem letzten Atemzug *in der Gemeinschaft* spüren zu können. Thomas hat damit einen nachhaltigen „Anklang“ gefunden.

Auch in therapeutischen Situationen gibt es „Now-Moments“, die von den Betroffenen als die eigentlichen Wendepunkte in der Therapie beschrieben werden und aus einer gemeinsamen intuitiven Spontaneität heraus zustande gekommen sind.

Ein etwa 80-jähriger Patient kam seit mehreren Jahren etwa alle zwei Monate zu mir in die Sprechstunde, um, wie er mir dazu schrieb, das Altern mit den zunehmenden Verlusten an Körper und Geist, vermehrt durch die fortschreitenden chronischen Erkrankungen an Herz, Niere und mit insulinpflichtigem Diabetes, anzunehmen und als „bedingt gesund“ zu leben. Eines Tages sagte er zu mir: „Wir haben schon ziemlich viel miteinander besprochen. Ich bin Ihnen sehr dankbar. Haben Sie von sich aus noch einen Tipp für mich, was ich eventuell anders machen könnte?“

Ich überlegte kurz, und in dieser Besinnungspause wurde mir plötzlich bewusst, welch eine freundschaftliche Beziehung zwischen uns seit einigen Jahren entstanden war. Ich antwortete spontan: „Mir fällt im Moment nur die eine Idee ein, dass Sie ruhig *du* zu mir sagen könnten.“

Mein Gegenüber sah mich irritiert an und sagte nach einer Pause des Schweigens: „Danke! Das ist wirklich eine gute Idee.“ Wir sprachen dann noch über seine Ängste, eines Tages vielleicht nach einem Schlaganfall (er hatte schon mehrere durchgemacht und sich davon bisher immer wieder gut erholt) auf einer Intensivstation, an Schläuchen hängend, wehrlos am Leben gehalten zu werden, auch wenn die Zeit zum Sterben gekommen ist.

Ähnlich wie es einen Taufpaten gibt, bot ich ihm an, sein „Sterbepate“ zu werden. So wie sich auch ein Frauenarzt in der Geburtshilfe bereit hält, eine von ihm betreute Frau, wenn irgend möglich, persönlich bei der Geburt zu begleiten, könnte man es auch mit dem Sterben halten. Die Idee, diesem Patienten eine solche Patenschaft anzubieten, wurde gewiss dadurch erleichtert, dass er mich zum Nachdenken gebracht hatte und uns die Nähe zueinander bewusster geworden war. Seit diesem Wendepunkt in der therapeutischen Beziehung haben sich weder ein erhöhter Zeitaufwand noch irgendeine zusätzliche Belastung für mich ergeben. Der Patient weiß weiterhin die Grenzen zu wahren, informiert mich jedes Mal ganz kurz telefonisch, wenn er wieder einmal in einem Krankenhaus gelandet ist, und er weiß, dass er sich dann, wenn es wirklich darauf ankommt, auf mich verlassen kann. Die Patient-Arzt-Beziehung ist in keiner Weise anstrengender geworden, sondern sie ist schön, noch ehrlicher als zuvor, und ich empfinde dem Patienten gegenüber genauso viel Dankbarkeit wie er mir gegenüber.

Das Empfinden von Zuverlässigkeit und Vertrauen wird von Psychologen unter dem Begriff „sichere Bindung" zusammengefasst. Ich bin überzeugt, dass viele Ärzte dazu bereit sind, ihrem Patienten eine solche Sicherheit zu geben (Needleman 1996). Vielleicht wird an dieser Stelle noch etwas klarer, warum ich die verhängnisvolle Liebesaffäre von Anne und ihrem Arzt so ausführlich erzählt habe. Eine „sichere Bindung" funktioniert nur unter bestimmten Voraussetzungen. Sie erfordert Reflexion und eine Anpassungsfähigkeit der Beteiligten an die Realitäten des Gegenübers. Ein klebriges Habenwollen seitens des Patienten führt zur Distanzierung des Arztes, der sich schützen will. Die Fähigkeit des Patienten hingegen, das „rechte Maß" zwischen Nähe und Abstand zu wahren, kann ein Entgegenkommen des Arztes fördern.

6. Kapitel
Richtig entscheiden, aber wie?

Der Idealtyp einer gelungenen Patient-Arzt-Beziehung, die von Zuverlässigkeit und Vertrauen getragen ist und als „sichere Bindung" empfunden wird, ist im heutigen Medizinbetrieb zwar schwieriger und seltener als zu früheren Zeiten erreichbar, es gibt aber dennoch Möglichkeiten, ihr näher zu kommen. Hiervon soll nun die Rede sein. Am Beispiel der Schwierigkeit vieler Menschen, sich im Dschungel zwischen „schulmedizinischen" und „alternativmedizinischen" Therapiekonzepten zurechtzufinden, lassen sich einige Merkmale, Risiken und Nebenwirkungen intuitiver Entscheidungen verdeutlichen.

Nur die Hälfte der chronisch Kranken nimmt ihre Medikamente so ein, wie sie der Arzt verschrieben hat. Der Pharmakonzern Glaxo-Wellcome fand in einer umfassenden Studie heraus, dass durch die Nichteinnahme verschriebener und gekaufter Medikamente in Deutschland jährlich etwa fünf Milliarden Euro verschwendet werden. Der Patient dankt für das Rezept, aber die Pillen landen im Müll.

Wenn Ärzte glauben, sie hätten mit der Vermittlung von Informationen ihrer Pflicht genügt, ist dies ein Irrtum. Ich möchte nicht abstreiten, dass viele Patienten ihr Vertrauen zum Arzt und ihre Bereitschaft zur Mitarbeit bei der Therapie davon abhängig machen, wie einleuchtend er sie über Einzelheiten der verordneten Therapie informiert. Viele Forschungsergebnisse weisen aber darauf hin, dass das Vertrauen zum Arzt eher von intuitiven Empfindungen als vom rationalen Wissen des Patienten abhängt.

Auch in folgender Hinsicht wirken sich Gefühle von Menschen auf Entscheidungen in der Patient-Arzt-Beziehung aus: Der Patient hat seine eigenen Vorstellungen zu den Behandlungsmöglichkeiten seiner Erkrankung, aber er traut sich nicht, hierüber mit seinem Arzt zu reden, weil er befürchtet, damit von ihm nicht akzeptiert zu werden. Zu diesem Problem hat der Pharmakologe Walter Haefeli an der Heidelberger Universitätsklinik eine aufschlussreiche Untersuchung durchgeführt. Rund 20 Prozent der Klinikpatienten schluckten Medikamente, deren Einnahme in der Krankenakte nicht verzeichnet war, zum Beispiel Schmerz- und Beruhigungsmittel oder Medikamente gegen Sodbrennen. Etwa 10 Prozent der Klinikpatienten nahmen das pflanzliche Antidepressivum Johanniskraut ein, ohne dass die Ärzte davon wussten. Es kommt zu Wechselwirkungen mit verordneten Medikamenten. Eine dem Arzt unbekannte Einnahme von Medikamenten kann gefährliche Risiken in sich bergen: Johanniskraut z. B. beschleunigt den Abbau verschiedener Arzneimittel, bei denen die präzise Dosierung wichtig ist, etwa bei der Antibabypille oder bei bestimmten Arzneimitteln gegen das AIDS-Virus. Eine dem Arzt nicht mitgeteilte Einnahme von Johanniskraut kann die Sicherheit der Therapie gefährden. Diese Erkenntnisse sprechen dafür, dass der Patient dem Arzt auch seine Selbstmedikationen mitteilen sollte. Das erfordert natürlich, dass der Arzt auf solche Mitteilungen des Patienten möglichst wenig wertend reagiert. Falls der Arzt dies doch tut, liegt es am Patienten, klarzumachen, dass Vertrauen nur möglich ist, wenn der Arzt den Patienten nicht kritisiert, sondern ihn sachlich aufklärt.

In der Kommunikationspsychologie wird zwischen Inhaltsebene und Beziehungsebene in menschlichen Verständigungen unterschieden. Es gibt Patienten, die eher auf der Inhaltsebene Vertrauen fassen, und für sie wird die Überzeugungskraft des Arztes anhand seiner sachlichen Argumente leitend für das weitere Verhalten sein. Andere Patienten neigen eher dazu, den Arzt aufgrund seiner menschlichen Ausstrahlung daraufhin zu bewerten, ob man bereit ist, ihm Vertrauen zu schenken. Über diese Patienten sagt Wilhelm Vetter, der Direktor der Inneren Medizin am Universitätsspital Zürich: „Schon beim ersten Händedruck steht in Sekunden fest, ob der Patient dem Arzt vertrauen wird."

Im dritten Kapitel habe ich auf die von Thomas Ripke vorgeschlagene Unterscheidung zwischen dirigierenden und delegierenden Patienten hingewiesen und empfohlen, sich selbst innerhalb dieser Polarität einzuschätzen. „Das Verhältnis zwischen Patient und Arzt, das war einmal eine der fundamentalsten menschlichen Wirklichkeiten", sagte Heinrich Schipperges, der ehemalige Direktor des Instituts für Geschichte der Medizin an der Universität Heidelberg. Wenn Krankheit wie aus der Sicht des Benutzers einer Maschinerie zur Panne wird und Patienten ein immer exakteres Vokabular einer Autoreparaturwerkstätte benutzen und nur noch die Beeinträchtigung ihrer Erwerbsfähigkeit und Genussfreudigkeit sehen, degradieren sie den Arzt, so Schipperges, zum „Kundendienst-Mechaniker".

Der Magdeburger Medizinpsychologe Erich Kasten fand bei einer Befragung von 500 Patienten, dass die meisten ihren Ärzten fachliche Kompetenz, Gewissenhaftigkeit und Vertrauenswürdigkeit bescheinigten. Das erwartet man allerdings auch vom Automechaniker. Erich Kasten und seine Mitarbeiter verglichen die Patientenurteile über ihre Ärzte mit Einschätzungen der Patienten vonseiten ihrer Ärzte und kamen zu der Schlussfolgerung: „Viele Ärzte bemühen sich heute, ihren Patienten eine Kombination aus Familie, Freund und Wunderheiler zu sein. Die Patienten sind damit offenbar durchaus wohl ganz zufrieden."

Patientenzufriedenheit ist noch kein hinreichendes Kriterium für die *Wirksamkeit* von Patient-Arzt-Beziehungen (Petermann 1997, Schmidbauer 2005). In den USA nutzen über 40 Prozent aller Patienten alternative Therapiemethoden, und die Anzahl der Patientenbesuche bei alternativmedizinischen Ärzten bzw. Heilpraktikern übersteigt die Besuche bei praktischen Ärzten. In Deutschland wendet sich jeder zweite Krebspatient an alternativmedizinische, naturheilkundlich orientierte Therapeuten, meist ohne mit seinem schulmedizinisch orientierten Arzt darüber zu sprechen.

Als *Schulmedizin* bezeichnet man diejenigen Denkweisen und Verfahren, die an den Universitäten der hoch entwickelten westlichen Länder erforscht und verwendet werden. Der Begriff *alternative Medizin* wird heutzutage meist durch *Komplementärmedizin* oder *adjuvante* (zusätzliche, unterstützende) *Behandlung* ersetzt. Unter dem Begriff *Komplementärmedizin* wird eine Vielzahl unterschiedlicher Theorie- und Praxiskonzepte zusammengefasst, deren gemeinsames Merkmal es ist, dass sie nicht zur konventionellen, wissenschaftlich etablierten Medizin gerechnet werden und dass ihre Vertreter nicht über hinreichende Akzeptanz bei wissenschaftlich orientierten Ärzten verfügen, da die behauptete klinische Wirksamkeit der Konzepte von den Schulmedizinern als nicht ausreichend belegt empfunden wird. Die meisten komplementärmedizinischen Ansätze sind an einem Menschenbild orientiert, das über die rein körperliche Ebene hinausweist und eigenständige Theorien zum Lebendigen, Seelischen und Geistigen enthält. Worte wie „ganzheitlich", „natürlich", „biologisch" oder „alternativ" kommen in manchen Bevölkerungskreisen gut an, werden aber oft wenig reflektiert.

Auf Anregung des Präsidenten der deutschen Bundesärztekammer, Jörg-Dietrich Hoppe, arbeitet seit dem Herbst 2000 ein interdisziplinäres Dialogforum mit Vertretern unterschiedlicher Therapierichtungen an integrativen Konzepten (Willich 2004).

Der Arzt: ein Vaterarchetyp, die Ärztin: ein Mutterarchetyp?

Der Tiefenpsychologe Carl Gustav Jung ging davon aus, dass das seelische Erleben von Menschen an *Archetypen* orientiert ist. Damit sind Urbilder zentraler Lebensthemen gemeint, die als Niederschlag der kumulierten Erfahrung der Menschheit universell in menschlichen Vorstellungen aufscheinen, sich im kollektiven Unbewussten in einem Zustand potenzieller Bereitschaft befinden und in konkreten Situationen unterschwellig symbolische Bedeutung erlangen können.

So umfasst der Mutterarchetyp die Gesamtheit aller mütterlich-weiblichen Äußerungen und wird vom Kind zuerst als Erfahrung der eigenen Mutter, später auch in weiblich-fürsorglichen Bezugspersonen oder abstrakter als Qualität des Nährenden und Schützenden erlebt. Der Vaterarchetyp wird vom Kind zunächst in der Beziehung zum eigenen Vater erlebt, später in Form von Autoritätspersonen oder in patriarchalischen Zusammenhängen, abstrakter als Ordnung oder Gesetzmäßigkeit.

Beide Archetypen haben etwas Gemeinsames: in der Polarität des mütterlichen und des väterlichen Archetyps ist eine alle Gegensätze vereinigende Potenzialität enthalten, die sich als *„Beelterung"* zusammenfassen lässt und im Übrigen auch die Frage überflüssig macht, ob C. G. Jungs Ideen zur Polarität der Geschlechter heute noch zeitgemäß sind. Je nach persönlichen Erfahrungen in der eigenen Lebensgeschichte und je nach Situation können sich die Vorstellungen eines Menschen über eine Mutter oder einen Vater angenehm oder unangenehm anfühlen. In einer Patient-Arzt-Beziehung können sich die Dispositionen von Menschen so auswirken, dass, vereinfacht ausgedrückt, eine ärztliche Autorität eher gesucht oder eher mit einer kritischen Distanz in Kauf genommen wird.

Wenn nun ein Patient gemeinsam mit seinem Arzt zu einer Therapieentscheidung zu kommen hat, kann man nicht davon ausgehen, dass dem Patienten solche eigenen Dispositionen bewusst sind. Es lassen sich daher aus diesen Überlegungen auch keine konkreten Schlussfolgerungen für den Umgang mit Ärzten ableiten. Außer vielleicht etwa Fragen der Art: Wie haben Sie bisher tragfähige Entscheidungen getroffen? Können Sie sich vorstellen, sich bei einem Arzt oder einer Ärztin, den/die Sie sich als Idealtyp phantasieren, geborgen zu fühlen, oder finden Sie es angenehmer, einen Arzt bzw. eine Ärztin als *Partner* für einen Meinungsaustausch anzusehen? Haben Sie sich schon einmal mit dem Unterschied zwischen einem *Arzt* und einem *Heiler* befasst?

Ein Arzt, dem im Einzelfall eine Heilung nicht gelingt, ist und bleibt Arzt. Denn er ist aufgrund seiner bestandenen Prüfungen dazu autorisiert, wissenschaftlich fundierte Behandlungen kranker Menschen vorzunehmen. Ein „Heiler“ wird nicht aufgrund seiner Kenntnisse, sondern nach seinen Erfolgen beurteilt. Dabei spielen Gerüchte und Projektionen archaischer Reste von „Magie“ oft eine größere Rolle als das, was wir in der wissenschaftlich fundierten Medizin „Evaluation“ nennen. Falls Ihnen solche Überlegungen zu abstrakt oder zu philosophisch vorkommen sollten, lesen Sie bitte ganz einfach weiter, denn ich werde jetzt wieder konkreter und befasse mich mit Entscheidungen auf der Inhaltsebene, bei denen das rationale Nachdenken des informierten Patienten gefordert ist.

Schulmedizin und Komplementärmedizin

Franz Illhardt vom Freiburger Zentrum für Ethik und Recht in der Medizin behauptet, dass eine Entscheidung entweder gemeinsam (von Arzt und Patient) getroffen wird oder gar keine echte Entscheidung ist. Um Ärzte von diesem Gedanken zu überzeugen, hat er Ethik-Konsile gegründet, in denen Entscheidungskonflikte zwischen Ärzten und Patienten mit dem Ziel der „Multiperspektivität“ erörtert werden. *Gemeinsam* ist eine Entscheidung, wenn der Entscheidungsprozess von Arzt und Patient gemeinsam getragen wird und nicht nur über eindeutig festgelegte Rollen wie etwa einem paternalistischen Arztverständnis definiert ist. Franz Illhardt betont, dass Entscheidungen auch eine Form von Selbstentwürfen sind: „Mit jeder Entscheidung wird man mehr Mensch.“ Da nicht nur alternativmedizinische, sondern auch schulmedizinische Behandlungskonzepte oft ein beträchtliches Maß an Unsicherheit enthalten, muss dem Patienten nicht selten eine Risikoeinschätzung und eine persönliche Risikobereitschaft zugemutet werden. Wenn der Patient sich den Empfehlungen des Arztes nicht anschließen kann, ist ein „Dissens-Manangement“ notwendig, so Illhardt.

Ein gesundes Miteinander von wissenschaftlicher Schulmedizin und der so genannten Komplementärmedizin hat Grenzen sowohl in den Köpfen der Patienten als auch in denen der Therapeuten. Manche Konzepte sind prinzipiell widersprüchlich. So ist beispielsweise die Homöopathie in ihren Grundannahmen für viele naturwissenschaftlich orientierte Mediziner nicht nachvollziehbar, und entsprechend ambivalent sind ihre Stellungnahmen gegenüber Rat suchenden Patienten. Es gibt gravierende Unterschiede in den Theorien. Solange eine Gruppe die Abkehr der anderen von deren Prinzipien verlangt, wird eine Kooperation schwierig bleiben. Ein Biochemieprofessor sagte mir einmal: „Ich will den Medizinstudenten beweisen, dass Homöopathie nichts als reiner Quatsch ist." Für Patienten jedenfalls kann der Schritt, sich mit möglichen Heilkräften der Natur zu befassen, zu einer bewussteren Lebensführung beitragen (Cousins 1996).

Sieht man im Schaufenster einer Apotheke ein Werbeschild mit dem Appell, für die vom Fernsehen überbeanspruchten Augen Vitamin-A-Kapseln zu kaufen, so wird hier, oberflächlich betrachtet, durch Wissensvermittlung die Eigenverantwortung von Menschen gestärkt. Die Empfehlung, Vitamin A zur Unterstützung bestimmter Sehfunktionen einzunehmen, ist wissenschaftlich gesehen nicht falsch. Hat man jedoch ein etwas tiefer gehendes Verständnis der Heilkunde erworben, so kommt man zu der Erkenntnis, dass erstens Vitamin A genauso gut und zugleich preiswerter in frischen Karotten vom Markt erhältlich ist, und dass man zweitens seinen Augen mit einem Einkaufsbummel auf dem Marktplatz weit mehr Gutes tut, als wenn man sie auf den Fernsehapparat oder auf Pillenschachteln richtet. Denn beim Betrachten der Blumen-, Gemüse- und Obststände bewegen wir unsere Augen, aktivieren auch die weiteren Sinne, atmen und riechen frische Luft, und das Plaudern mit den Menschen kann uns entspannen. Außerdem ist Vitamin A in jeder normalen Mischkost ausreichend enthalten. Bei der Empfehlung, für strapazierte Fernseh-Augen Vitamin-A-Kapseln zu kaufen, handelt es sich also nicht um einen

Beitrag zur Selbstverantwortung und Mündigkeit. Der Direktor einer Universitäts-Augenklinik sagte mir hierzu, man könne schlichtweg von „Bluff" sprechen, nämlich von unzulässiger Vereinfachung und Entfremdung.

In Deutschland werden jährlich 1,2 Milliarden Euro für Vitaminpräparate ausgegeben. Viele Wirkungen, die in der Werbung als Tatsache behauptet werden, sind wissenschaftlich umstritten. Bei zu hoher Dosis können Vitaminpillen sogar für den Organismus schädlich sein, wie das Deutsche Ärzteblatt (2005) feststellt. Das Bundesinstitut für Risikobewertung (BfR, Thielallee 88–92, 14195 Berlin) bietet Berichtsbände an, die den Verbraucher vor Irreführung und möglichen Gesundheitsschäden schützen sollen (www.bfr.bund.de).

Die Eigenverantwortung des mündigen Patienten hat noch ganz andere Dimensionen. Angesichts der lockenden „alternativmedizinischen" Angebote fehlen dem Einzelnen, der mündig sein und sich auf seine Intuition verlassen möchte, oft die Möglichkeiten, die Reichweite seiner Entscheidungen realistisch zu beurteilen. Der Erfolg einer Behandlung von Krankheiten hängt ja meistens davon ab, ob eine angemessene Diagnostik stattgefunden hat. Und hierzu sind die Kompetenzen zwischen Ärzten, Heilpraktikern und anderen Vertretern der Komplementärmedizin unterschiedlich verteilt. Symptomlinderung kann zwar ein Zeichen beginnender Heilung sein, darf aber nicht mit Heilung verwechselt werden.

Der kalte Waschlappen auf der Stirn mag bei Kopfschmerzen lindernd wirken, aber viele Betroffene wären noch besser beraten, wenn sie sich etwas genauer über die Entstehung, die Diagnostik und die Beeinflussungsmöglichkeiten von Kopfschmerzen informieren würden (Seemann 2003). Wenn mich mein jugendlicher Sohn morgens um eine Kopfschmerztablette bat, ging ich nicht gleich an meinen Medikamentenschrank, sondern fragte erst einmal: „Was hast du denn gestern Abend gemacht? Wie viel Alkohol und Zigarettenqualm war dabei?" Diese Nachfragen waren nicht mit Moralpredigten verbunden, sondern sie sprachen für sich und wurden verstanden.

Noch etwas deutlicher wird das hier Gemeinte durch folgende Beispiele. Ein Wirkstoff, der angepriesen wird, „gut fürs Herz" zu sein, kann eventuell zugleich den Blutdruck unbemerkt in die Höhe treiben oder ihn senken, und je nach der individuellen Situation wirkt das Entsprechende gesundheitsfördernd oder gefährlich. Da der medizinische Laie bei körperlichen Symptomen selten weiß, wie sie zustande gekommen sind und was sie bedeuten, ist eine gewisse Vorsicht gegenüber plausibel klingenden, aber zu pauschalen Heilsversprechungen angebracht. Der Hinweis in Werbesendungen, man solle den Arzt oder Apotheker über Risiken und Nebenwirkungen medizinischer Präparate befragen, ist zwar richtig; für noch wichtiger halte ich es aber, diese Fachleute auch nach dem *Wirkprinzip* des Medikaments zu fragen, denn nur so wird man *verstehen*, wann und wofür genau das Medikament sinnvoll ist.

Ein prägendes Erlebnis zur Gefahr von Leichtgläubigkeit hatte ich bei einer Reise durch Kalifornien. Mein Gastgeber in San Francisco, ein Künstler, litt unter chronischen Kopfschmerzen. Tabletten lehnte er ebenso ab wie neurologische Untersuchungen. Stattdessen wollte er seiner Intuition vertrauen und wandte sich an Gesundbeter, die ihm sagten, er müsse Geduld mitbringen. Als ich nach einigen Monaten wieder mit ihm Kontakt aufnehmen wollte, erfuhr ich, dass er plötzlich gestorben war. In seinem Gehirn war ein Aneurysma geplatzt. Das ist eine Aussackung in einem Blutgefäß, die zu Veränderungen des Drucks im Gehirn führt und in diesem Fall zu spät als die Ursache der Kopfschmerzen erkannt wurde, da die Gesundbeter keinerlei Diagnostik in Betracht gezogen hatten. Das subjektiv sichere Gefühl, bei den Gesundbetern gut aufgehoben zu sein, erwies sich im Nachhinein als eine tödliche Fehlentscheidung im jungen Alter von fünfundzwanzig Jahren.

Viele Therapieangebote aus der nicht wissenschaftlich überprüften Welt der Alternativmedizin bergen das Risiko in sich, dass Patienten „intuitiv" Vertrauen fassen, ohne dass eine begleitende Diagnostik stattgefunden hat. Und so werden wichtige Möglichkeiten einer Therapie verpasst, die an den Ursachen ansetzen könnte. Unzureichend geprüfte „sanfte" Behandlungsmethoden werden dann lebensgefährlich. Dies ist besonders in der Krebsmedizin ein weit verbreitetes Problem, da hier aufgrund der meist wenig eindeutigen Symptomatik eine gründliche Diagnostik von der Früherkennung bis zu den Nachsorgemaßnahmen notwendig ist und lebensrettend sein kann.

Eine Patientin hatte seit einigen Wochen Bauchschmerzen. Sie fürchtete sich vor „Apparatemedizinern" und vertraute sich einem naturheilkundlichen Arzt an, der ihr, nachdem er den Bauch abgetastet hatte, homöopathische Medikamente gab. So verstrichen weitere Monate. Als sie dann endlich aufgrund meines nachdrücklichen Drängens eine Röntgenuntersuchung des Darmes mit Kontrastmitteln und eine Endoskopie bei einem, wie sie ihn nannte, „seelenlosen Ingenieurmediziner" durchführen ließ, wurde eine chirurgische Operation für notwendig gehalten, und bei dieser wurde ein fortgeschrittener Eierstockkrebs diagnostiziert, der inzwischen in den Darm hineingewuchert war. Da diese gefährliche Erkrankung viel zu spät erkannt wurde, war die Patientin nicht mehr zu retten und starb nach einigen Monaten.

Mit diesen Beispielen will ich deutlich machen, wie lebenswichtig eine gründliche Diagnostik ist, die eine gute technische Ausstattung voraussetzt. Umgekehrt kann man auch einem wissenschaftlich fundiert arbeitenden Arzt, der von der Patientin als „seelenloser Ingenieurmediziner" empfunden wurde, vorwerfen, dass sein Verhalten ebenfalls lebensgefährliche Nebenwirkungen hat. Würde er sich einfühlsamer verhalten, so hätte die Patientin zu ihm rechtzeitig Vertrauen fassen können, statt ihn meiden zu wollen.

Ein Schutz davor, auf falsche Heilungsversprechen hereinzufallen, besteht darin, sich möglichst gut über die Beeinflussungsmöglichkeiten von Gesundheit und Krankheit zu informieren und sich nicht zu früh „intuitiv" in unkritischer Gewissheit zu wiegen. Heilungsangebote „sanfter Mediziner" mögen einleuchtend klingen, sie können dennoch unzuverlässig sein, wenn sie nicht ausreichend überprüft sind und wenn sie dazu beitragen, dass dem Patienten eine genaue medizinische Diagnostik entgeht, aus der *gezielte* Behandlungsmaßnahmen ableitbar sind. Am wichtigsten dürften die folgenden Fragen sein:

Reicht mein Wissen aus, um die richtige Entscheidung treffen zu können?
Wen kann ich fragen, um eine kompetente Antwort zu erhalten?
Wie kann ich sicherstellen, dass meine Frage ausreichend beantwortet wird?
Werde ich verständlich über Wirkprinzipien, Risiken und Nebenwirkungen informiert?

Im Idealfall werden diese Fragen gemeinsam mit dem Hausarzt geklärt, der bei Bedarf Fachärzte einschaltet. Hier darf zum Vertrauen ermutigt werden, sich einen Hausarzt zu suchen, bei dem sich der Patient aufgehoben fühlt oder bei dem sich der Kontakt zumindest stimmig anfühlt.

Allerdings hat auch die gründliche Diagnostik der Schulmediziner ihre Tücken. Der Internist Rudolf Gross hat einmal gesagt: „Ob jemand gesund ist, hängt davon ab, wie viele Untersuchungen man macht. Macht man fünf Untersuchungen, sind 90 Prozent gesund, macht man zehn Untersuchungen, sind noch 80 Prozent gesund, macht man 20 Untersuchungen, noch 36 Prozent." Etwas überspitzt münzen Medizinkritiker solche Angaben, die auf empirischen Studien beruhen, in die Behauptung um, ein Mensch gelte nur dann als gesund, wenn er nicht ausreichend untersucht wurde. Manfred Max Wambach (1983) verglich die Logik von Prävention und Früherkennung gar mit der Rasterfahndung der Polizei. In meinen Büchern „Krebs und Angst“ (1986) und „Die Kunst zu leben“ (2003) habe ich mich mit diesen Gedanken gründlich auseinander gesetzt; ich will sie hier nicht weiter ausführen.

Neben den Ärzten steht dem mündigen Patienten heutzutage eine Vielzahl von – unterschiedlich verlässlichen – Informationsquellen zur Verfügung: Gesundheitsseiten in Zeitschriften, Fernseh- und Rundfunksendungen, interaktive Möglichkeiten im Internet (dazu ausführlich: Tautz 2002) oder beispielsweise der Krebsinformationsdienst am Deutschen Krebsforschungszentrum in Heidelberg, bei dem jeder kostenlos unter der Telefonnummer (0 62 21) 41 01 21 anrufen kann und auch schwierige Fragen, die mit der Diagnostik und Behandlung der Krebserkrankung zu tun haben, auf abgesichertem wissenschaftlichem Niveau beantwortet bekommt. Seit einigen Jahren wird das telefonische Beratungsangebot durch einen Internet- und E-Mail-Service ergänzt (www.krebsinformation.de; kid@dkfz.de). Was der Arzt nicht verständlich gemacht hat, was man nach dem Arztgespräch vor lauter Aufregung wieder vergessen hat oder was man beim nächsten Arztbesuch noch etwas genauer nachfragen sollte, kann man hier klären. Wenn eine gründliche Diagnostik gesichert ist, haben die meisten Ärzte erfahrungsgemäß wenig gegen eine zusätzliche Therapie aus der komplementärmedizinischen Welt einzuwenden. Und auch innerhalb dieser Szene gibt es viele verantwortungsbewusste Therapeuten, die sich regelmäßig gründlich fortbilden, zum Beispiel in der Gesellschaft für biologische Krebsabwehr.

Die Informationsangebote aus den Medien können nicht die persönliche, vertrauensvolle Patient-Arzt-Beziehung ersetzen. Auch wenn wir uns noch so viel Wissen über Krankheiten, Risiken und Nebenwirkungen therapeutischer Maßnahmen aneignen: immer wird es wichtig bleiben, gute Beziehungen zu Ärzten zu finden. Pflegende, Sozialarbeiter, Seelsorger und ganz besonders die vielen Selbsthilfegruppen sind zusätzliche Informationsquellen. Gerade weil die Informationsangebote der Massengesellschaft so unübersichtlich und in sich widersprüchlich sind, bedarf es persönlicher und verlässlicher Beratungen durch Erfahrene.

Der Philosoph und Psychiater Karl Jaspers betonte, dass Patient und Arzt nicht einfach Gesundheitsziele verabreden, sondern immer wieder neu die Chance haben zu entdecken, wer sie sind, und entscheiden müssen, wer sie sein wollen. Das Höchste für den Arzt sei, „Schicksalsgefährte zu werden mit dem Kranken, Vernunft mit Vernunft, Mensch mit Mensch". Ein guter Arzt macht sich Gedanken über das Leben seines Patienten und trifft nicht für ihn die Entscheidungen, sondern ist, wie der Internist und Neurologe Viktor von Weizsäcker forderte, als „Doctus", als „Gelehrter", eigentlich nur ein Assistent dieser Entscheidungen. Natürlich haben diejenigen Patienten die beste Chance, ihren Arzt auch entsprechend zu spüren, die ihn tatsächlich in solcher Weise anfragen.

Der Arzt und die Selbsthilfegruppen

Es gibt Ärzte, die sich noch nie mit der Tatsache auseinander gesetzt haben, dass es Selbsthilfegruppen gibt und dass sie dem Arzt einige Mühen abnehmen können. Viele Patienten kommen zum Arzt, um Hilfe zur Selbsthilfe zu bekommen. Wer sich wegen einer Erkrankung bei seinem Arzt meldet, ist nicht in erster Linie krank, sondern „bedingt gesund", wie es Georg Weiss, ein Berater von Selbsthilfegruppen, ausdrückte. In Selbsthilfegruppen tauschen sich Menschen über die Möglichkeiten aus, auch mit Beeinträchtigungen so gut wie möglich leben zu lernen. Schon Paracelsus hatte formuliert: „Der Patient ist der Arzt, und der Arzt ist sein Gehilfe." Wegweisend wurden die „Anonymen Alkoholiker". Diese Gemeinschaft erhebt – ebenso wie die vielen weiteren Selbsthilfegruppen – keine Beiträge oder Gebühren. Sie will nicht mit Sekten oder Parteien verwechselt werden und verzichtet auf Beteiligung an öffentlichen Debatten. Ihr Hauptzweck ist, nüchtern zu bleiben und anderen zur Nüchternheit zu verhelfen.

Man kann zwischen vier Typen von Selbsthilfegruppen unterscheiden:

1. autonome Selbsthilfegruppen wie die Anonymen Alkoholiker oder die Frauenselbsthilfe nach Krebs,
2. alternative Selbsthilfegruppen, die an einer Gegenkultur zur Schulmedizin interessiert sind, wie Stadtteilgruppen und Landkommunen, Bürgerinitiativen oder selbstverwaltete Jugendzentren,
3. prämedizinische Gruppen wie Rauchergruppen, Initiativen zur Drogenentwöhnung oder zu allgemeineren Lebensproblemen, z. B. Kontaktschwierigkeiten, Arbeitslosigkeit, Eheproblemen,
4. therapeutische Gruppen zum Umgang mit Diabetes, Rheuma, Bluthochdruck, psychischen Störungen usw.

Selbsthilfegruppen bieten psychosoziale Begleitung und helfen, die Angst vor Untersuchungen und Behandlungen zu lindern. Sie fördern die Widerstandskraft gegenüber Belastungen und versuchen, die Lebensqualität zu verbessern. Sie informieren über soziale Hilfen, Versicherungs- und Schwerbehindertenrecht und vieles mehr (Borgetto und von Troschke 2001).

Es würde mancher Patient-Arzt-Beziehung gut tun, wenn der Patient nach Kontaktadressen von Selbsthilfegruppen fragen würde oder dem Arzt von Erfahrungen in einer Selbsthilfegruppe berichten würde. Eine zentrale Auskunftsstelle ist die NAKOS, die Nationale Kontakt- und Informationsstelle zur Anregung und Unterstützung von Selbsthilfegruppen, die unter der Telefonnummer (0 30) 31 01 89 60 sowie im Internet unter selbsthilfe@nakos.de erreichbar ist. Einige Selbsthilfegruppen haben sich inzwischen zu beeindruckenden überregionalen Aktivitäten zusammengeschlossen und kooperieren auch erfolgreich mit Ärzten. So veranstaltet zum Beispiel der Bundesverband der Frauenselbsthilfe nach Krebs große Kongresse unter Beteiligung von Ärzten. Im Jahr 2005 bot die Deutsche Krebsgesellschaft erstmals eine Großveranstaltung in Berlin an, bei der Tausende Interessierte aus über 800 Selbsthilfegruppen mit Experten diskutieren konnten. Die Patientenbeauftragte der Bundesregierung, Helga Kühn-Mengel, kündigte an, dass die vom Bundesgesundheitsministerium unterstützte Veranstaltung künftig alle zwei Jahre an wechselnden Orten stattfinden soll.

Gemeinsame Entscheidungen

Zur gemeinsamen Entscheidungsfindung von Patient und Arzt wurden verschiedene Studien mit dem Ziel durchgeführt, die Entscheidungsfähigkeit von Patienten zu fördern (Flick 1998, Bartsch und Weis 2004, Behrendt und Schaub 2005). Forscher der Universität Jena legten schwer erkrankten Tumorpatienten, Hausärzten und zusätzlich einer repräsentativen Stichprobe von ca. 1000 Menschen aus Thüringen und Niedersachsen einen Fragebogen vor, in dem erfragt wurde, ob bei Tumorerkrankungen die nötigen Entscheidungen eher vom Arzt, eher vom Patienten oder von beiden gemeinsam getroffen werden sollten (Steinbach 2004). Jeder Zweite – unabhängig davon, ob schwer erkrankt, gesund oder ärztlich tätig – wünschte sich bei der Behandlung einer Erkrankung einen gemeinsamen Entscheidungsprozess von Arzt und Patient. Tumorpatienten äußerten allerdings dreimal so häufig wie gesunde Menschen den Wunsch, Behandlungsentscheidungen dem Arzt zu überlassen. Die Forderung an kranke Menschen, sie sollten sich mündig und eigenverantwortlich verhalten, bedeutet für viele von ihnen wahrscheinlich eine Überforderung.

Der Gründer und ehemalige Leiter der Freiburger Klinik für Tumorbiologie, Gerd Nagel, rief im Jahre 2003 gemeinsam mit seiner Mitarbeiterin Elisabeth Pflanz die „Stiftung Patientenkompetenz" ins Leben (www.stiftung-patientenkompetenz.org). Diese Stiftung kümmert sich um die Fähigkeit von Patienten, Anforderungen der Erkrankung zu bewältigen, selbst Verantwortung für die eigene Krankheit und den Umgang mit ihr zu übernehmen, dabei auch persönliche Bedürfnisse zu berücksichtigen, aktiv Ziele anzustreben, die verfügbaren Ressourcen zu nutzen und ihre Autonomie zu wahren.

Ausdrücklich wird die Patientenautonomie so verstanden, dass sie auch das Recht beinhaltet, Nein zu sagen: zur Therapie, zur Krankheitsverarbeitung, sogar zur Selbstverantwortung. „Die Rechte des Patienten im Rahmen seiner Kompetenz dürfen nicht in Pflichten umfunktioniert werden. Wenn ein Patient sich entschließt, Eigenverantwortung an den Arzt zurückzugeben, so hat er auch dieses Recht", erläutert Elisabeth Pflanz.

Eine weitere Neuerung besteht darin, dass Ärzte es zunehmend begrüßen, wenn der Patient bei schwierigen Entscheidungen eine „zweite Meinung" einholt. Patienten, die von den Therapieempfehlungen ihres Arztes nicht ganz überzeugt sind, werden dazu ermutigt, noch einen anderen Spezialisten zu konsultieren. Man muss das also nicht „hinter dem Rücken" des Primärarztes tun, und man braucht auch nicht zu befürchten, dass er beleidigt reagieren wird, wenn man ihm sagt, dass man noch jemand anderen gefragt hat.

Zur Klärung komplizierter Therapieentscheidungen bietet beispielsweise die Freiburger Klinik für Tumorbiologie an, dass sich der Patient mit sämtlichen Unterlagen für zwei Tage einfindet, während ein Team von Spezialisten eine fundierte Stellungnahme („second opinion") zur Diagnose und zu den vorgelegten Behandlungsplänen erarbeitet. Das abschließende Beratungsgespräch wird für den Patienten auf Tonband aufgezeichnet. Ausdrücklich werden auch unkonventionelle Therapieformen und persönliche Lebenskonzepte des Patienten vorurteilsfrei besprochen. Solche Angebote sind zwar mit derzeit 850 Euro ziemlich teuer, aber wenn es um Leben und Tod geht, sind viele Menschen bereit, den Preis für diese Leistung zu bezahlen. Es ist zu wünschen, dass mit solchen Modellen keiner „Zwei-Klassen-Medizin" Vorschub geleistet wird. Die Beratungen werden wissenschaftlich evaluiert und die Publikationen dazu tragen zur Qualitätsverbesserung auch der Primärärzte bei, sofern diese sie zur Kenntnis nehmen.

Das Risiko einer Zwei-Klassen-Medizin lässt sich an einem anderen Beispiel veranschaulichen. Als Folge der „Deckelung" von Kosten, die der einzelne Kassenarzt veranlassen darf (und die ihm das Risiko einbringen, bei Überschreitung von Durchschnittswerten selbst zur Kasse gebeten zu werden), steigt die Nachfrage nach solchen ärztlichen Leistungen, die sinnvoll, aber nicht notwendig sind und daher von den Patienten selbst bezahlt werden müssen.

Dies führt dazu, dass der Arzt in die Rolle eines Geschäftsmannes kommt. Man spricht von „individuellen Gesundheitsleistungen" (IGeL), die eine eigene wirtschaftliche Dynamik mit sich bringen. Im Jahr 2000 haben die Menschen in Deutschland umgerechnet 5 Milliarden Euro für privat finanzierte Gesundheitsleistungen ausgegeben. Gesundheitsexperten rechnen bis zum Jahr 2010 mit einer Verfünffachung auf 25 Milliarden Euro. Will ein Arzt individuelle Gesundheitsleistungen anbieten, also solche Leistungen, die nicht zum Leistungsumfang der gesetzlichen Krankenkassen gehören, aber dennoch von Patienten nachgefragt werden, so muss er mit seinen Patienten wie ein Verkäufer über Geld sprechen. Derzeit werden am häufigsten „verkauft": Messungen des Augeninnendrucks, Ultraschalluntersuchungen und ergänzende Krebsfrüherkennung bei Frauen.

Schon gibt es Trainings für Ärzte, sich wie ein Handelsvertreter auf die Rhetorik von Verkaufsgesprächen vorzubereiten. In einem Ärztejournal fand ich ganz konkrete Tipps: Der Arzt solle zunächst solche Gesprächssituationen zu Hause simulieren und auf Band aufnehmen, ruhig atmen, sich entspannen und auf Pausen achten. Hier eine Textprobe von Monika Dumont aus der Ärztezeitschrift „Forum" vom Juni 2004: „Achten Sie im Gespräch auf Pausen. Was geschieht, wenn Sie in einem Konzert sitzen und mitten im Musikstück eine Pause entsteht? Sie werden spontan aufmerksam – das ist der Effekt. Wenn Sie im Gespräch mit dem

Patienten Sekundenpausen einlegen, werden Sie genau die gleiche Reaktion erleben. Sie können förmlich spüren, wie der Patient Ihre Worte nachvollzieht. Hat er bis dahin alles verstanden, schaut er Sie aufmerksam an und signalisiert somit: es kann weitergehen." Völlig unverblümt bezeichnet diese Autorin solche Empfehlungen als „Tricks" für Gespräche mit Patienten.

Der aufmerksame Leser dieses Buches wird bemerken, dass es sich hier um eine Anwendung des Resonanzprinzips handelt, mit dem eventuellen Ziel, kranke Menschen zu manipulieren. Der Präsident der Deutschen Bundesärztekammer, Jörg-Dietrich Hoppe, engagiert sich für einen ärztlichen Ehrenkodex und für Transparenz gegenüber den Patienten. Über eine Suchmaske im Internet soll jeder Patient den Sinn oder Unsinn von ihm nahe gelegten Selbstzahlerleistungen erkennen können. „IGeL" sollen in notwendige, sinnvolle und Wunschleistungen unterteilt werden. Zur ersten Kategorie könnte die Früherkennung von Grünem Star (Glaukom) durch Augeninnendruckmessung gehören, zur zweiten eine Tauglichkeitsuntersuchung vor einem Tauchurlaub, zur dritten eine Vielzahl komplementärmedizinischer Angebote. Patienten dürfen nicht genötigt oder verprellt werden. Es muss eine Trennung von Behandlungs- und Verhandlungssituation erkennbar sein.

Jeder zweite Haushalt in Deutschland hat heutzutage einen Zugang zum Internet. Da es für Internetnutzer oft schwierig ist, die fachliche Qualität von Informationen zu beurteilen (welche Informationen sind seriös, welche relevant?), befassen sich verschiedene Forschergruppen mit Qualitätssicherung (Bartsch und Weis 2004). Kranke Menschen sind ja oft überfordert, wenn sie gefundene Informationen in ihr vorhandenes Wissen einordnen und in Bezug auf die eigene gesundheitliche Situation bewerten wollen. Die Informationsflut kann als spannend und bereichernd erlebt werden, aber auch verwirren, verunsichern und überfordern.

Ein Forscherteam der Humboldt-Universität Berlin (Kirschning, Michel und von Kardorff 2004) fand heraus, dass vier Fünftel der Befragten tatsächlich im Internet das fanden, was sie über

Gesundheit und Krankheit wissen wollten. Mehr als die Hälfte der Befragten berücksichtigte die Informationen bei der Entscheidungsfindung. Betroffene erlebten das Internet also tatsächlich als hilfreich. Drei Viertel der Befragten gaben an, aus dem Internet gewonnene Informationen schon einmal in das ärztliche Beratungsgespräch eingebracht zu haben. In den USA wurden staatliche „Lotsensysteme" eingerichtet (www.health-finder.gov). In Deutschland fördert das Bundesministerium für Gesundheit und Soziale Sicherung ebenso wie die Deutsche Krebshilfe Modellprojekte zur Patientenbeteiligung an medizinischen Entscheidungen, z. B. als „Aktionsforum Gesundheitsinformationssystem" (www.afgis.de und www.patient-als-partner.de).

Im Internet gibt es zunehmend Möglichkeiten für Hilfesuchende und -anbietende, zeitlich und örtlich flexibel miteinander in Kontakt zu kommen. Dabei werden nicht nur Informationen ausgetauscht, sondern auch persönliche Erfahrungen. Da Kompetenz, Seriosität und Motivation der Anbieter nicht immer klar sind, ist eine gewisse Vorsicht angebracht. Die Forschungsstelle für Psychotherapie im Heidelberger Zentrum für Psychosoziale Medizin hat Pilotprojekte zur Qualitätssicherung von Internet-Chatrooms durchgeführt, die der psychosozialen Beratung dienen (www.zpm.uni-hd.de; über: Institut für Psychosomatische Kooperationsforschung und Familientherapie).

Nach Meinung des Psychotherapieforschers Hans Kordy besteht ein Missverhältnis im zeitlichen Aufwand für Menschen, die Beratung brauchen. Um ein einstündiges Beratungsgespräch zu erhalten, müsse der Ratsuchende durchschnittlich drei zusätzliche Stunden für An- und Abfahrt sowie für Wartezeiten in Kauf nehmen. Dieser Aufwand könne in Zukunft erheblich verringert werden, indem professionelle Beratung auch via E-Mail und Internet ermöglicht wird.

Als Ergebnis all dieser neuen Möglichkeiten der Kommunikationstechnologie kann es vorkommen, dass Patienten über Einzelheiten sogar besser informiert sind als der Arzt. In solchen

Fällen sollte der Patient es nicht als ein Manko ansehen, wenn der Arzt diese Informationen nicht sogleich bewerten kann. Es ist durchaus ein Zeichen ärztlicher Kompetenz, wenn der Arzt dem Patienten anbietet, dessen Computerausdrucke später zu lesen und bei einem weiteren Termin die Inhalte zu besprechen, sofern die Informationen komplex oder von besonderer Bedeutung für den Patienten sind. Informierte Patienten bringen sich im Allgemeinen selbstbewusster ins Gespräch ein. Dies wird zumindest von solchen Ärzten gern gesehen, die sich für ihre Patienten interessieren.

Mensch, Technik und Atmosphäre

Die neuen technischen Entwicklungen der Medizin sind nicht im Prinzip „seelenlos", sondern viele dieser Errungenschaften können ebenso wie das Internet für eine verbesserte Aufklärung von Patienten genutzt werden. Ich erwähnte bereits, dass Ultraschallbilder während der Schwangerschaft von vielen Paaren interessiert betrachtet werden und die Beziehung der schwangeren Frau zum Kind im Mutterleib fördern können. In ähnlicher Weise sind bildgebende Verfahren der Radiologie geeignet, gestörte Körperfunktionen besser zu verstehen. So kann man einem Patienten seine Darmpolypen auf dem Bildschirm vorführen, um ihm verständlich zu machen, dass eine Koloskopie (Darmspiegelung) notwendig ist. Da diese für den Patienten unangenehm ist, wird er eher einwilligen, wenn er anhand solcher Bilder aus dem eigenen Körper den Sinn der Untersuchung verstanden hat.

Auch Biofeedbackmethoden sind nützlich für die therapeutische Beeinflussung gestörter Körperfunktionen. So wurde an der Heidelberger Universitätsklinik eine Methode entwickelt, mit der bei bestimmten Sprachstörungen dem Patienten während des Sprechens die Flatterbewegungen des Gaumensegels im Rachen auf einem Bildschirm rückgemeldet werden. Indem der Patient seine Sprachstörungen mit bildhaften Vorstellungen aus seinem Körperinneren in Verbindung bringt, ergibt sich ein Verständnis, das sich von der Perspektive des Arztes kaum noch unterscheidet. Der Patient lernt im Trainingsprogramm wesentlich schneller, als es bei früheren stimmtherapeutischen Behandlungen möglich war, seine Störungen zu korrigieren, und er hat ein unmittelbares Erfolgserlebnis bereits im Augenblick der Trainingssituation (Brunner u. a. 1994).

In seinem Buch „Mensch bleiben. High-Tech und Herz – eine liebevolle Medizin ist keine Utopie" schildert der Radiologe Dietrich Grönemeyer (2003) viele Möglichkeiten, wie man Medikamente im Körper sichtbar macht, Nahrungsallergien verständlich macht und Forschung mit Ethik in Verbindung bringt. „Richtige" Entscheidungen zu treffen kann für den Patienten dann leichter werden, wenn er die ärztlichen Apparate nicht einfach als unverständliche Gerätschaften des Arztes wahrnimmt, sondern auch als eine Möglichkeit, mit ihrer Hilfe die eigene Befindlichkeit besser zu verstehen. Dann werden Entscheidungen fundierter, und man gewinnt ein tragfähigeres Gefühl des Aufgehobenseins beim Arzt.

In der High-Tech-Medizin geht es nicht nur um die Beziehung zwischen dem Patienten und seinen Ärzten, sondern die Apparate des Arztes haben für den Patienten auch „Anmutungsqualitäten", und insofern halte ich es für eine gute Idee, als Patient in der entsprechenden Situation auch eine bewusste Entscheidung darüber zu treffen, welche emotionale Beziehung man zu den Apparaten eingehen will. Wie wichtig dieser Aspekt ist, habe ich mit einer von mir geleiteten Arbeitsgruppe am Beispiel der emotionalen Bedeutung der großen Strahlentherapiegeräte bei der Krebsbehandlung untersucht (Verres und Klusmann 1998). Ob Patienten große Geräte, in die sie hineingeschoben werden, als Bedrohung oder als Heilungsquelle empfinden, hängt davon ab, ob sie den Sinn und die Prinzipien dieser Behandlung verstanden haben und ob sie ihren Ärzten *und* den Geräten vertrauen.

Manche Patienten unterstellen der Technik geradezu magische Wirkungen. Im ungünstigen Fall können allerdings sogar panikartige Ängste auftreten. Bei einer aufgeschlossenen Haltung von Patienten haben wir beobachtet, dass anfängliche Sorgen oder Ängste mit zunehmender Erfahrung immer geringer wurden. So erzählte mir ein leukämiekranker Patient von seinen Erfahrungen mit einem großen radiologischen Gerät, in das er mehrfach ganz hineingeschoben wurde und das laute, knallende Geräusche erzeugte: „Zuerst hatte ich Angst. Dann kam ich auf die Idee, die Knallerei als etwas Rhythmisches wahrzunehmen. Gerade weil der Rhythmus unregelmäßig war, fand ich ihn interessant und nicht mehr bedrohlich.“

Die Gefühle von Patienten beim Einsatz von Technik sind manchmal ein intuitiver Reflex auf das Gesamt der Atmosphäre, die von den zwischenmenschlichen Erfahrungen im Raum und von der Bereitschaft des Patienten abhängt, sich auf ungewohnte Erfahrungen einzulassen. An manchen Kliniken waren strahlentherapeutische Großgeräte früher unterirdisch untergebracht. Man sprach vom „Strahlenbunker“, weil man damals noch nicht sicher war, ob man die radioaktiven Strahlen vollkommen unter Kontrolle hatte. Entsprechend ängstlich reagierten viele Patienten. Heute werden diese inzwischen wesentlich verbesserten Großgeräte so arrangiert, dass sie eine ansprechende, helle Gesamtwirkung haben und dass die Räume möglichst auch einen Blick nach draußen erlauben.

Wie subjektiv das Empfinden zu atmosphärischen Gegebenheiten der High-Tech-Medizin ist, zeigt ein Bericht der Rhein-Neckar-Zeitung vom 8. Januar 2005 unter der Überschrift „Janda kämpft um den lieb gewonnenen Bunker“. Der Vorstand der Heidelberger Universitätsklinik wollte die Strahlentherapie aus dem alten Bunker der Frauenklinik in ein moderneres Gebäude verlegen und auf den allerneuesten Strand bringen. Eine Patienteninitiative leistete Widerstand. Die Volksschauspielerin Elsbeth

Janda vom Verein „Patienten helfen Patienten" ging zur Presse und sammelte Unterschriften. „Unser Kreis war harmonisch und menschlich – und wenig belastend", bestätigte die ärztliche Betreuerin des Patientenvereins. Es stehe ein Zusammengehörigkeitsgefühl auf dem Spiel: „Hier war der Patient keine Nummer." Janda fügte hinzu: „Das hier ging über eine rein medizinische Therapie hinaus." Die Identifikation der Patientinnen mit dem Strahlenbunker hatte sich schon seit Jahren auch darin gezeigt, dass der Verein Sponsoren zur Finanzierung von Verbesserungen gewinnen konnte. Dieser Gemeinschaft engagierter und dankbarer Patienten gelang es zu zeigen, worin der Unterschied zwischen ursprünglich seelenlosen Apparaten und einem beseelten Krankenhaus besteht. An dieser Stelle ist mir noch der Hinweis wichtig, dass sogar strahlentherapeutische Großgeräte keinen grundsätzlichen Gegensatz zur Naturheilkunde bedeuten. Auch die Radioaktivität ist ein Naturphänomen! Findige Ärzte, Physiker und Ingenieure arbeiten mit großen Erfolgen daran, elektromagnetische Wellen immer präziser zur Diagnostik und gezielten Zerstörung von Tumoren zu nutzen.

Viele Ärzte sind auf ihre technischen Errungenschaften, in die sie Zeit und Geld investiert haben, ebenso stolz, wie sie es in ihrer Kindheit waren, als sie ihre elektrische Eisenbahn zum Laufen brachten. Selbst der Dalai Lama (zu deutsch: der „Ozean der Weisheit") erzählt immer wieder gern die Geschichte aus seiner Jugend: Dass er ein Radio gebaut hatte und es zu den ersten großen Faszinationen seines Lebens gehörte, als dann tatsächlich Musik aus dem Apparat herauskam.

Es dürfte nun wohl hinreichend deutlich geworden sein, dass auch bei vordergründig „rationalen" Themen die Gefühle und Phantasien eine Rolle spielen. Ein Problem dabei ist, dass die Emotionen auch dann das Verhalten beeinflussen, wenn der Mensch sich dessen gar nicht bewusst ist. Viele Patienten haben ihre eigenen Vorstellungen zu Krankheiten und Behandlungsmöglichkeiten. Während wissenschaftliche Theorien an der Objektivität orientiert sind, also möglichst frei von emotionalen, subjektiven Voreinstellungen sein sollen, sind Laientheorien über Krankheiten und Behandlungsmöglichkeiten emotional eingefärbt.

Intuition und die „innere Stimme"

Wenn ein Mensch sagt: „Ich habe intuitiv die richtige Entscheidung getroffen", so meint er damit meist ein unmittelbares, ganzheitliches Erfassen von Zusammenhängen, das nicht – wie etwa in der medizinischen Wissenschaft – auf Definitionen, Erklärungen, Überprüfungen oder Beweisen beruht.

Intuitive Entscheidungen sind von Gefühlen beeinflusst: „Mein Gefühl sagt mir …" oder „Ich spüre in mich hinein" oder „Ich habe aus dem Bauch heraus entschieden" oder „Meine innere Stimme sagt mir …"

Psychologisch gesehen kommt das Empfinden von Gewissheit bei intuitiven Einschätzungen dadurch zustande, dass Gedanken und Gefühle gleichsinnig zusammenwirken und gespeicherte frühere Erfahrungen aktualisiert werden, wobei auch die Spiegelneurone eine Rolle spielen. Auch dieses Phänomen kann als Resonanz betrachtet werden: zwischen Großhirn, emotionalem Gehirn, dem autonomen Nervensystem und den Hormonen im ganzen Körper.

Auch Ärzte urteilen oft intuitiv. Der „diagnostische Blick" erfahrener Internisten beruht auf der Fähigkeit, verschiedenste Sinneseindrücke, die der Arzt vom Patienten gewinnt, als eine Einheit wahrzunehmen und in ihrer Gesamtheit als Zeichen einer bestimmten Erkrankung zu erkennen. Im Vergleich zu medizinischen Laien hat der Arzt bei seiner intuitiven Urteilsbildung einen großen Vorteil: sein Fachwissen ist ihm weitgehend präsent. Er muss in manchen Situationen nicht groß nachdenken, sondern er bringt seine Wahrnehmung mit seinem Fachwissen in

Verbindung und erlebt beides als Einheit; außerdem ist er darin trainiert, in größeren Zusammenhängen zu denken (Herzog und Bludau 1998).

In ähnlicher Weise muss auch ein erfahrener Fußballspieler in einer Spielsituation nicht lange nachdenken, sondern er erfasst die Gruppendynamik auf dem Feld blitzschnell und reagiert intuitiv. Vielleicht sind Fußballspieler unter anderem deshalb beim Publikum so beliebt, weil es spannend ist mitzuerleben, wie sie intuitiv „richtige" oder „falsche" Entscheidungen treffen, ohne Zeit zum Nachdenken zu haben.

Bei der intuitiven Einschätzung von Krankheitszeichen oder Behandlungsmöglichkeiten durch Patienten ist folgendes Problem von eminenter Bedeutung: Das „Mischverhältnis" von Wissen, rationalem Beurteilungsvermögen und Gefühlen ist meist dann nicht besonders verlässlich, wenn Fachwissen erforderlich ist und die Gefühle das Denken durcheinander bringen. Der Patient kann sich nur begrenzt auf sein eigenes Wissen verlassen. Gefühle beeinflussen die intuitive Stellungnahme unter Umständen zu stark. Ich habe am Beispiel der Empfindungen von Patienten gegenüber medizinischen Geräten deren subjektive „Anmutungsqualitäten" (*Heilungsquelle* oder *Bedrohung*) deutlich zu machen versucht. Diese Anmutungsqualitäten beruhen in erster Linie auf Gefühlen und meist erst in zweiter Linie auf einem rationalen Wissen (Hahn 1988).

Bei zunehmender Erfahrung des Patienten und entsprechend verbessertem Wissen verändern sich meist auch die Gefühle, z. B. von Ablehnung zur Akzeptanz. Auch möchte ich noch einmal an das Beispiel der Patientin mit Bauchschmerzen erinnern, die eine Abneigung gegen – wie sie meinte – seelenlose radiologische Diagnostiker hatte und sich stattdessen einem Homöopathen anvertraute, von dessen sanftem Vorgehen sie sich zu leicht beeindrucken ließ und nicht bemerkte, dass er keine ausreichende Diagnostik durchführte.

Der Magdeburger Medizinpsychologe Bernhard Sabel weist

darauf hin, dass eine „unbewusste Informationsverarbeitung“ oft bedeutet, dass zu wenig Neurone aktiviert sind.

Intuition ist eine *Möglichkeit,* mit dem eigenen tieferen Wissen in Kontakt zu kommen; sie ist nicht das Wissen selbst. Hoffnungen, Ängste oder Wunschdenken können nicht als tieferes Wissen bezeichnet werden. Auch ist nicht jeder Traum die Botschaft einer tieferen Weisheit. Intuitive Empfindungen bedeuten oft nichts anderes als ein emotional eingefärbtes Ja oder Nein. Sie beruhen auf Übertragungen früherer Erfahrungen auf das Hier und Jetzt, wie ich im zweiten Kapitel anhand der Aktivitäten der Spiegelneurone erläutert habe.

Früher haben Hirnforscher geglaubt, dass Intuition oder Kreativität mehr in der rechten als der linken Gehirnhälfte lokalisierbar seien. Heute nimmt man an, dass der *Austausch* zwischen rechtem und linkem Gehirn wesentlich wichtiger ist und dass eine tiefere Intuition durch einen Zustand von Entspannung gefördert wird.

Wir sprechen jetzt also von derjenigen Intuition, die uns helfen kann, eine innere Haltung zu komplexen und eventuell weit reichenden Entscheidungen zu gewinnen. Dabei bedeuten „Achtsamkeit“ oder „Meditation“ eine Bewusstseinslage, in der die Person besonders sensibel für Signale aus dem Seelenleben *und* aus dem Körper wird (Mack 1997).

Intuitive Reaktionen finden, z. B. bei der Begegnung zweier Menschen, oft schon in den ersten Sekunden der Begegnung statt: Wir finden ein Gegenüber zuweilen schon nach wenigen Worten sympathisch oder unsympathisch. Der Begründer der Transaktionsanalyse, Eric Berne, definierte Intuition als ein Wissen, das auf Erfahrung beruht und durch direkten Kontakt mit dem Wahrgenommenen erworben wird, ohne dass der intuitiv Wahrnehmende erklären kann, wie er zu der Schlussfolgerung gekommen ist.

Daraus ergibt sich, dass Intuition durch rationales Denken ergänzt werden sollte. Der Bewusstseinsforscher Antonio R. Damasio (2002) spricht von intelligenten Körpergefühlen als „somatische Marker“. Diese kommen im Zusammenspiel mit dem

Erfahrungsgedächtnis zustande. Bestimmte Lebensthemen werden vor dem Hintergrund bewusster wie auch unbewusster Erfahrungen verarbeitet und dann sendet auch der Körper Signale aus, die zu einer ganzheitlichen Bewertung des betreffenden Themas beitragen. Die Schmerztherapeutin Hanne Seemann hat in ihrem Buch „Freundschaft mit dem eigenen Körper schließen“ (1998) anschaulich dargestellt, dass es möglich ist, die „Sprache“ des Körpers zu entschlüsseln, indem sich der Geist mit dem Körper auf einen anhaltenden Dialog einlässt.

Es gibt auch eine „intuitive Kommunikation“, ähnlich wie sie im Zusammenspiel von Musikern oder Sportlern stattfindet. In einem Beziehungsfeld werden Informationen teilweise unbewusst und intuitiv wahrgenommen, und daher kommt es gerade hier auf einen *gemeinsamen* Umgang mit subtilen Signalen an. In einer guten Dialogkultur prallen nicht verschiedene Meinungen aufeinander, sondern widersprüchliche Meinungen werden eine Zeit lang so in der Schwebe gehalten, dass auch unbewusst-intuitive Abstimmungen erfolgen können. So können Intuition und Vernunft *im Dialog* miteinander integriert werden.

Der Leiter des Instituts für Systemische Beratung in Wiesloch, Bernd Schmid, bezeichnet dies als „Läuterung von Intuition“. Da intuitive Prozesse oft mit gewohnheitsmäßigen Automatismen, Projektionen und „Vorurteilen“ der Spiegelneurone vermischt sind und sich als Emotionen oder diffuse Stimmungen äußern können, muss mit Fehlsteuerungen gerechnet werden, die auf einer mangelnden Übung beruhen, intuitive Signale situationsadäquat und differenziert wahrzunehmen und nachträglich, unter Einsatz des Verstandes, auf ihre Plausibilität und Nützlichkeit zu überprüfen.

Wie kann man also lernen, seine „innere Stimme“ im Kontakt mit der Realität zu nutzen? Das lernt man am besten, indem man Köpersignale zunächst nach angenehmen und unangenehmen Empfindungen unterscheidet – so können uns bestimmte Visionen und Phantasien aufregen, neugierig machen, also energetisieren, oder uns warnen.

„Bauch-Entscheidungen“ können folgendermaßen reflektiert werden: Interpretiere ich intuitive Empfindungen üblicherweise in einer bestimmten Richtung? Vor welchen Schlussfolgerungen habe ich Angst, was traue ich mich nicht zu denken? Wo lenken mich starke Wünsche von einer realistischen Einschätzung der Lage ab? Die Intuition ist keine letzte Wahrheit, sondern nur eine Orientierungshilfe.

Ich möchte die Möglichkeiten und Grenzen der Intuition noch am Beispiel der Entscheidung einer ängstlichen Patientin für oder gegen eine Chemotherapie bei Krebserkrankung verdeutlichen. Ob sich eine positive oder eine negative intuitive Stellungnahme ergibt, hängt davon ab, was die Patientin bisher über Chemotherapie bei Krebs gehört oder gelesen hat. Kennt sie andere Erkrankte, die von der Chemotherapie profitiert haben? Haben diese Menschen die Chemotherapie gut vertragen oder nicht? Verbindet sie Produkte der Chemie mit naturwissenschaftlichem Erfindungsreichtum oder mit Vorstellungen von Gift? Hat sie verstanden, dass „Gift“ nicht grundsätzlich etwas Böses ist, sondern in der Medizin schon seit Jahrhunderten sehr gezielt, wissenschaftlich überprüft und wirksam als Heilmittel eingesetzt wird? Hat sie Vertrauen zu ihrem Arzt, der ihr die Chemotherapie empfohlen hat? Will sie überhaupt weiterleben oder hat sie eine demütige Einstellung gegenüber der Erkrankung und dem Tod?

All diese Fragen berühren Gefühle. Da die Gefühle bei einer gefährlichen Erkrankung ohnehin ständig schwanken, sollte eine wichtige Entscheidung nicht aus einer augenblicklichen Empfindung heraus getroffen, sondern mit einer Bedenkzeit reflektiert werden. Der Arzt hat dann nicht nur die Rolle eines Vermittlers von Informationen, sondern auch die eines Resonanzkörpers für die intuitiven Empfindungen der Patientin.

Der japanische Kulturwissenschaftler Hiroshi Oda hat 2001 als Mitarbeiter unseres Instituts in einer Befragung von krebsbetroffenen Menschen, deren Krebswachstum ohne medizinisch erklärbaren Grund zum längeren Stillstand gekommen war, herausgefunden, dass diese Personen in auffälligem Maße ihrer „*inneren Stimme*“ vertraut hatten, wenn es um wichtige Entscheidungen ging. Dieses Ergebnis kann jedoch nicht zur Erklärung von Spontanremissionen bei Krebs herangezogen werden.

Hiroshi Oda fasst die „innere Stimme“ als ein *erweitertes Selbstbewusstsein* auf. Während der seelischen Auseinandersetzung mit wichtigen Lebensthemen kann sie die Funktion eines „Wegweisers“ erlangen, der sich von Innen her bemerkbar macht. Die „innere Stimme“ ist in diesem Sinne wesentlich mehr als das, was wir Intuition nennen. Bei seinen befragten Patienten fand Hiroshi Oda heraus, dass deren „innere Stimme“ vor allem einen Bezug zu religiösen Inhalten – etwa als dankbare Annahme von „Gottesgnade“ – herstellte und zu tief greifenden Veränderungen der Selbstwahrnehmung führte, die Oda als „Selbsttransformation“ bezeichnete. Einer seiner Befragten drückte dies so aus:

„Diese innere Stimme wahrzunehmen und auf sie zu hören, das ist das Entscheidende. Und ich denke, wahrscheinlich ist es egal, was für eine Therapie man von außen kriegt; wenn man dahin kommt, auf die innere Stimme zu hören, das innere Ich wieder wahrzunehmen, dann hat man den Weg zur Heilung entdeckt.“

Der deutsch-amerikanische Bewusstseinsforscher Ralph Metzner unterscheidet in seinem Hauptwerk „The Unfolding Self – Varieties of Transformative Experience“ (1998) zwischen *Selbstaktualisierung, Selbstverwirklichung* und *Individuation*. In interkultureller Perspektive weist er darauf hin, dass eine „Selbsttransformation“ erleichtert wird, wenn sich der Mensch für spirituelle Symbole, Metaphern und Mythen öffnet, die den Bewusstseinsstrom anreichern und weiten können.

So wird beispielsweise die Metapher der „Wiedergeburt“ auch von Menschen verwendet, die dem Buddhismus fern stehen. Ich kenne mehrere Patienten, die neben ihrem ursprünglichen Geburtstag jährlich noch einen zweiten Geburtstag feiern: Sie würdigen jedes Jahr, das sie seit ihrer Krebsdiagnose leben durften, und gewinnen dabei ein neues Gespür für den Wert des Lebens und für das, was wirklich wichtig ist.

Eine besonders tragfähige Art der Intuition scheint mir dann gegeben zu sein, wenn ein Mensch sein Fühlen, Denken und die Körperwahrnehmung so miteinander in Einklang bringt, dass seine intuitiven Empfindungen auch mit seiner Lebensphilosophie verbunden werden und diese vielleicht sogar transformieren. Damit kommen wir am Ende dieses Buches nun noch einmal auf die Bedeutung der *Atmosphäre* für das *Aufgehobensein in einem größeren Ganzen* zurück.

7. Kapitel
Heilsame Wirkfaktoren von Räumen

Auf die Atmosphäre in Arztpraxen oder Krankenhäusern hat man als Patient wenig Einfluss, aber dennoch halte ich es für sinnvoll, aufmerksam zu registrieren, in welchen Umgebungen wir uns wohl fühlen und in welchen nicht. Zumindest im eigenen Einflussbereich (zu Hause, im Krankenzimmer) kann man, wenn man sich oder einem anderen Menschen etwas Gutes tun will, auf eine möglichst günstige Atmosphäre achten. Und Ärzte brauchen auch hierzu Rückmeldung zu den von ihnen gestalteten Räumen: als Bestätigung oder als Kritik.

Jeder kennt die Wirkung eines mitgebrachten Blumenstraußes bei einem Krankenbesuch. Eine frische Blume im Krankenzimmer lenkt die Aufmerksamkeit auf die Gestaltungskräfte der Natur, verschönert das Zimmer, egal wie unpersönlich es ansonsten sein mag, und sie erinnert den Kranken auch in den folgenden Tagen an den Besucher. Es geht also um mehr als um „Dekoration".

Wir treten in Räume ein, wir verlassen Räume, wir schaffen uns eigene Räume, indem wir Vorgegebenes nach unserem persönlichen Geschmack verändern, soweit das möglich ist. Die meisten Menschen haben ein gutes Gespür für den Unterschied zwischen wohltuenden und abstoßenden Qualitäten von Räumen, besonders dann, wenn sie Räume nach ihren eigenen Vorstellungen einrichten oder zumindest irgendetwas Persönliches einbringen, sei es auch nur das Foto eines anderen Menschen.

Ist man innerlich angespannt, aufgeregt oder krank, so können die atmosphärischen Eigenschaften der Räume, in denen man sich befindet, besonders wichtig werden. Bei der Gestaltung von Arztpraxen und Krankenhäusern hat sich hierzu in den vergangenen Jahren eine Menge getan; vor allem Kinderarztpraxen und Kinderkliniken sind meist so eingerichtet, dass die kleinen Patienten sich nicht fremd fühlen oder widerspenstig reagieren müssen.

Gedanken über Zusammenhänge zwischen Leib und Raum gehen meist von der Vorstellung aus, dass der Leib seinerseits ein Raum ist: Er beherbergt die Seele des Menschen. Der Leib verfügt über Milliarden von Sinneszellen und über neuronale Netzwerke, und die Sinnesorgane – Nase, Augen, Ohren, Temperatursinne, Tastsinne – sind in der Lage, kontinuierlich das atmosphärische Feld um den Leib herum so zu erkunden, dass sich nicht nur im Gehirn ein sinnliches Abbild des äußeren Raumes ergibt, sondern auch eine *atmosphärische Gestimmtheit*, auf die der ganze Leib mitreagiert.

In der Wahrnehmungspsychologie gibt es Ideen zu der Frage, was wir als „innen" und was wir als „außen" empfinden. Manche Menschen, Männer eher als Frauen, haben ein gering ausgeprägtes Körperbewusstsein. Der Leib wird dann, wenn überhaupt, wie ein Behälter oder ein Fahrzeug für das Ich wahrgenommen. Andere, z. B. Tänzerinnen, sind mit ihrem Leib derart identifiziert, dass sie nicht nur ihre Seele, sondern zugleich auch ihren Leib in seiner Gesamtheit als ihr Ich erleben. Hierzu kommt, dass Tänzerinnen „raumgreifend" agieren: Auch der Raum, die Bühne kann so mit dem erlebenden Ich eins werden.

Musiker verschmelzen zeitweise mit ihrem Instrument und mit dem *Resonanzraum* (z. B. dem Konzertsaal) in einer Weise, dass die Unterscheidung zwischen innen und außen vollends bedeutungslos wird. Erlebt der Pianist seine Hände, die Klaviatur, den Resonanzkörper des Konzertflügels oder den entstehenden Raumklang als innerhalb oder außerhalb seiner selbst? Können Sänger eines Chores noch zwischen Ich und Nicht-Ich unterscheiden, wenn sich der Klang ihrer gemeinsamen Stimmen im Raum ausbreitet? Umgekehrt haben wir auch als Hörer von Musik die Wahl, die Musik als etwas von außen Kommendes oder als ein inneres Geschehen in unserer eigenen Seele zu erleben.

In religiösen oder auch schamanistischen Zeremonien wird das Erleben des Raumes durch Lichteffekte, Weihrauch und Klänge gesteigert. Bei gruppenpsychotherapeutischen Zusammenkünften werden die Teilnehmer häufig zu Beginn dazu angeleitet, erst einmal mit allen Sinnen die Eigenschaften des Raumes zu erkunden, bevor sie sich ihren eigenen Themen zuwenden.

Vor allem dann, wenn man die eigenen Phantasien, Träume und Visionen frei „fliegen" lassen möchte, kann zugleich der „Bodenkontakt" wichtig werden, mit dem man sich sicher fühlt. So habe ich im Gruppenpsychotherapieraum unseres Heidelberger Institutes für Medizinische Psychologie den ursprünglichen Steinboden durch einen Holzschwingboden ersetzen lassen. Holz fühlt sich angenehmer an als Stein, und die Nachgiebigkeit des Holzschwingbodens ermöglicht beim Tanzen und Springen ein abgefedertes „Ankommen" auf dem Boden.

Man muss kein professioneller Künstler sein, um Räume als Resonanzräume zu empfinden. Jeder Mensch hat die gleichen Sinnesorgane wie ein Künstler und ein Gespür für Atmosphäre. Die Vorgänge des Hörens, z. B. als absichtliches Horchen oder Lauschen, wie auch diejenigen des Sehens, z. B. als bewusstes Schauen, sind nicht einfach rezeptiv-passiv, sondern dem Orientierungsverhalten der Fledermäuse vergleichbar, die Ultraschallwellen aussenden, zurückkommende Reflexe verarbeiten und alles in Bruchteilen von Sekunden zu einem inneren Raumbild integrieren.

Wir empfangen nicht nur Signale aus dem Raum, sondern wir senden auch in den Raum: zum Beispiel unsere Erwartungen und unsere Aufmerksamkeit. Dadurch bekommt der Raum psychologisch gesehen eine Fähigkeit, mit uns zu interagieren. Er kann Projektionsflächen für unsere eigene Phantasie bieten und anziehende oder abstoßende Wirkungen auf uns erlangen. In dem Moment, in dem wir einen Raum (z. B. ein ärztliches Sprechzimmer) betreten, haben wir durch unsere Präsenz möglicherweise bereits einen Einfluss auf das Empfinden der bereits darin anwesenden Menschen: Für diese anderen werden wir zu einem Bestandteil *ihrer* Wahrnehmung. Wir sind also dem Raum, den wir vorfinden, nicht ohnmächtig ausgeliefert, sondern wir sind Schauspieler auf der jeweiligen Bühne.

Wärme und Kälte

Im Lichte heilkundlicher Überlegungen ist besonders die *atmosphärische Polarität „warm-kalt"* von Bedeutung. In der Psychologie kann man Empfindungen, die durch Wahrnehmungsreize ausgelöst werden, empirisch mit so genannten *Semantischen Differenzialen* erforschen. Ausgefüllte Listen von Eigenschaftsbegriffen zu Anmutungsqualitäten wie z. B. *warm/kalt* oder *traurig/heiter* sagen etwas darüber aus, wie Menschen einen bestimmten Raum sinnlich empfinden.

Wie soll man sich in einem Ambiente aufgehoben fühlen können, das kalt wirkt? Bei Kälte bekommen wir den Impuls, uns wärmen zu wollen – im Falle kalten Lichts ist die Kompensation der Unbehaglichkeit nicht möglich, es sei denn, wir würden uns Brillen mit kolorierten Gläsern aufsetzen, um das Licht wieder als so angenehm empfinden zu können wie das Tageslicht oder das Licht von Gaslaternen, Glühlampen, Kaminfeuer oder Kerzen.

Die Bewusstheit für diese atmosphärischen Rahmenbedingungen des Wohlfühlens scheint in unserer gegenwärtigen Welt zunehmend verloren zu gehen. Mein größter Wunsch an diejenigen, die hier Einfluss haben, ist, sie mögen so sensibel wie möglich mit Blick auf die ganz einfachen Grundbedürfnisse der Menschen entscheiden. Manche Gestalter von Räumen, gerade auch in Krankenhäusern, sind zu sehr an Funktionalität und Sachlichkeit orientiert. Sachlichkeit muss nicht so gestaltet werden, dass dabei „Kälte" herauskommt. Oft reichen schon einige wenige Symbole, die selbst in einem an Funktionalität orientierten Ambiente für eine gute Atmosphäre sorgen können, da sie die Aufmerksamkeit auf Wohltuendes fokussieren.

Meine Mutter musste nach einer neurochirurgischen Operation mehrere Wochen in einer Rehabilitationsklinik verbringen. Im Krankenzimmer gab es nur ein sehr helles, kaltes Neonlicht, auch die Nachttischlampe war ziemlich grell. Ich brachte ihr eine gemütliche Lampe von zu Hause in das Zimmer, und ihre Stimmung änderte sich sofort. Sie fühlte sich verstanden und unterstützt. Mit dem Chefarzt sprach ich über dieses Thema, und er sagte etwas resigniert, es sei schwierig, der Verwaltung solche Aspekte der Krankenhausgestaltung verständlich zu machen.

In unserem Institut für Medizinische Psychologie an der Heidelberger Universitätsklinik habe ich handgearbeitete Wandlampen eines Künstlers ausgesucht und heftige Auseinandersetzungen mit den Zuständigen des Universitätsbauamtes führen müssen, obwohl diese Lampen sogar billiger waren als die Standardlampen. Das Denken in Effizienzkategorien – Helligkeit in Kategorien von „Lux“ und Energiesparen in Kategorien von Kilowattstunden – wird wichtiger genommen als das Wohlfühlen, scheint mir aber zu stark die Entscheidungen zu bestimmen. Jeder, der mit Entscheidungen zum Licht zu tun hat, sollte eines Abends in der französischen Stadt Metz die Beleuchtung der Stadt auf sich wirken lassen. Dieses Erlebnis sagt mehr als tausend Worte.

Die andauernde Kritik an seelenlosen Krankenhäusern, die Abqualifikation von Krankenhäusern als *kranke Häuser*, verweisen auf grundlegende Notwendigkeiten des Umdenkens. Die erhöhte Empfindsamkeit kranker Menschen für Atmosphäre ist dazu geeignet, Unterschiede zwischen heilsamen und bedrückenden Eigenschaften von Räumen bewusster zu machen. Wie soll eine Mahlzeit gut schmecken und die Lebenskräfte fördern, wenn es im Zimmer nach Desinfektionsmitteln riecht und das Neonlicht den Charme einer Tiefgarage ausstrahlt?

Zu den Vorreitern gehören neben den Kinderkliniken besonders auch die neueren Psychosomatischen Kliniken. Exemplarisch sei die Psychosomatische Fachklinik Heiligenfeld in Bad Kissingen genannt. Hier trumpft die Architektur nicht auf, sondern fügt sich behutsam in die leicht hügelige Landschaft ein, in der auch Wasser fließt. Die Übergänge zwischen Haus und Natur sind fließend, zumal die Wände und Decken der Flure holzgetäfelt sind. Man fühlt sich eher wie in einer schönen Jugendherberge als in einem Krankenhaus, und gerade die Einfachheit der Gestaltung trägt zu einer Leichtigkeit des Umgangs miteinander und mit sich selbst bei. Für die Farbgestaltung des Meditationsraumes wurde ein Künstler gewonnen, der mit zarten, konzentrisch aufgetragenen Regenbogenfarben an der wie eine Himmelskuppe wirkenden Decke einen metaphorischen Bezug zu dem hergestellt hat, was „ganz oben" im Universum ist.

Häuser für die Seele

Früher wurden die berühmten „fünf Prozent Kunst am Bau" meist so realisiert, dass ein Krankenhaus komplett unter Aspekten von „Zweckmäßigkeit" gebaut wurde, und der Künstler hatte die Aufgabe, eine Skulptur am Eingang beizusteuern. Beteiligt man stattdessen *von vornherein* auch Künstler am Gestaltungsprozess, so können diese fünf Prozent Kunst am Bau das gesamte Ambiente durchdringen, so dass eine künstlerisch angereicherte Atmosphäre entsteht.

Gerade an denjenigen Orten, die für Menschen eine existenzielle Bedeutung haben – vom Trauungszimmer im Rathaus über atmosphärisch gut gestaltete Gebärzimmer, in denen das „Fest der Geburt" stattfinden kann, bis zu denjenigen Orten, an denen man mit der eigenen Hilflosigkeit konfrontiert ist –, können Architekten, Ärzte, Künstler und nicht zuletzt auch die Nutzer selbst dazu beitragen, dass diese Orte als *kulturelle Orte* erkennbar sind (Klessmann und Eibach 1993).

So haben wir empirische Untersuchungen zur Umgestaltung von Wartebereichen am Beispiel der High-Tech-Medizin durchgeführt (Verres und Klusmann 1998). Durch Trennwände wurden kleine Warteecken geschaffen, weitere Neuerungen waren ein pastellfarbener Wandanstrich, bunter Teppichfußboden, Pflanzen und eine Kinderspielecke. Gerade beim Warten haben die Menschen Zeit, Atmosphäre zu spüren. Wartenden Patienten kann signalisiert werden, dass die Klinik und deren Mitarbeiter sich um eine gute menschliche Atmosphäre bemühen. Die Möglichkeit, sich abzugrenzen oder sich zu anderen zu gesellen, fördert das Entscheidungsverhalten von Patienten.

Wenn wir über Funktionalität und Effizienz nachdenken, sollte immer beachtet werden, dass zur Effizienz der Heilkunde auch die Wirkung aller Maßnahmen *auf die Gefühle von Menschen* gehört. Daher ist es wichtig, das Effektivitätsdenken auf diese Bereiche auszudehnen und Ärzte auch daraufhin zu beurteilen, ob sie gute Rahmenbedingungen für die Gefühle ihrer Patienten schaffen. Menschen brauchen auch einen geistigen Raum des Innehaltens und des Nachdenkens. Horizonte sollten nicht als einengend erlebt werden müssen, sondern Räume des Lebens eröffnen.

Nachwort und Dank

Liebe Leserin, lieber Leser, ich hoffe, dass Sie in diesem Buch nützliche Anregungen für Ihren Umgang mit Ärzten und mit sich selbst finden konnten, und ich wünsche Ihnen von Herzen viel Erfolg beim Ausprobieren.

Die Leserinnen des Buchs bitte ich um Nachsicht: Ich habe eher die männliche als die männlich/weibliche Form verwendet. Es wäre zu unübersichtlich, beispielsweise von einer „Arzt/Ärztin-Patient/Patientin-Beziehung“ zu reden.

Bei klinischen Fallbeispielen habe ich die Angaben so verändert, dass eine Personenerkennung nicht möglich ist.

Neben vielen Patientinnen und Patienten haben besonders folgende Menschen mein Denken, von dem in diesem Buch die Rede ist, beeinflusst: Dr. mult. Albert Hofmann, Prof. Friedrich Cramer, meine früheren Heidelberger akademischen Lehrer, vor allem die Professoren Peter Hahn, Walter Bräutigam, Hans Schaefer, Maria Blohmke, Hermann Lang und Helm Stierlin. Als Psychologe habe ich besonders profitiert von den Professoren Wolfgang Metzger, Carl-Friedrich Graumann, Reinhard Tausch, dem Philosophen Prof. Hans-Georg Gadamer und – während meines „post-doc“-Stipendiums an der Stanford University – von Prof. Albert Bandura, dessen Arbeiten über Selbstwirksamkeitserwartungen wegweisend sind. Von allgemeinärztlicher Seite verdanke ich besonders Dr. Thomas Ripke und Dr. Uta Sonneborn wichtige Anregungen. Dr. Georg Weiss, der sich sehr um Selbsthilfegruppen verdient gemacht hat, brachte mich immer wieder neu zum Nachdenken. Eine frühere Fassung des Manuskripts wurde von Medizinstudenten in meinem Seminar kritisch kommentiert, auch von den Mitarbeitern und Mitarbeiterinnen des von mir geleiteten Instituts für Medizinische Psychologie am Heidelberger Universitätsklinikum. Meinem Kollegen Prof. Jochen Schweitzer gefällt es, meine Neigung zum Moralisieren von Zeit zu Zeit ironisch zu konterkarikieren; es ist ihm aber bisher nicht gelungen, mich davon abzubringen. Seitens des Kliniksozialdienstes erhielt ich Anregungen von Frau Diplom-Sozialpädagogin Michaela Spitzer. Die Diplom-Soziologin Kristina Karnavou war für mich ein herausforderndes Gegenüber, so dass ich einige Gedankenführungen, die in diesem Buch niedergelegt sind, im Gespräch entfalten konnte. Martina vom Hövel und meine verständnisvolle Sekretärin Susanne Richter haben mit Geduld und Sorgfalt die Endfassung erstellt. Ganz besonderer Dank gilt meiner Frau, Diplom-Psychologin Dörthe Verres. Sie hat es ertragen, dass ich an vielen Abenden und Wochenenden und auch während mehrerer gemeinsamer Urlaubszeiten über gute Gespräche nachgedacht und geschrieben habe, statt für Gespräche da zu sein. Als meine Muse hat sie mir viele Ideen eingeflüstert, die in das Buch eingegangen sind. Meine Mutter Eleonore Verres stellte ich mir während des Schreibens als Adressatin vor: Sie verkörpert den Idealtyp einer mündigen und eigenverantwortlichen Patientin. Frau Dr. Karin Walter vom Verlag Herder hat das Entstehen dieses Buches vom Anfang bis zum Ende als eine überaus kompetente Beraterin inspirierend begleitet. Auch ihr gilt mein herzlicher Dank.

Weiterführender Hinweis

Über aktuelle Tätigkeiten und Angebote unseres Instituts für Medizinische Psychologie im Zentrum für Psychosoziale Medizin der Universität Heidelberg, auch über meine Workshops zu den Themen dieses Buches und meine Aktivitäten als Musiker, kann man sich im Internet unter folgenden Adressen informieren:
www.medpsych.uni-hd.de,
www.rolf-verres.de,
www.zpm.uni-hd.de,
www.foerderverein-zukunftsmusik.de.

Literatur

(Das angegebene Jahr entspricht nicht unbedingt dem Ersterscheinungsjahr, sondern bezeichnet das Erscheinungsjahr der derzeit erhältlichen Buchausgabe.)

Antonovsky A, Health, Stress and Coping, San Francisco 1979

Bartsch H, Weis J, Gemeinsame Entscheidungen in der Krebstherapie, Freiburg 2004

Bauer J, Warum ich fühle, was du fühlst. Intuitive Kommunikation und das Geheimnis der Spiegelneurone, Hamburg 2005

Behrend B, Schaub A (Hrsg.), Handbuch Psychoedukation und Selbstmanagement, Tübingen 2005

Berger P, Luckmann T, Die gesellschaftliche Konstruktion der Wirklichkeit, Frankfurt 1980

Berne E, Transaktionsanalyse der Intuition, Paderborn 1991

Böker W, Der fragmentierte Patient, Deutsches Ärzteblatt 2003, 100: A 24–27

Borgetto B, Troschke v J, Entwicklungsperspektiven der gesundheitsbezogenen Selbsthilfe im Gesundheitswesen. Schriftenreihe der Deutschen Koordinierungsstelle für Gesundheitswissenschaften, Band 12, Freiburg 2001

Brunner M et al., Video-Feedback-Therapie mit dem flexiblen Nasopharyngoskop, Fortschritte der Kieferorthopädie 55 (1994) 197–201

Bundesministerium für Arbeit und Sozialordnung, Ratgeber für behinderte Menschen, Berlin 2001

Butollo W, Integrative Psychotherapie bei Angststörungen, Bern 1999

Canguilhem G, Gesundheit – eine Frage der Philosophie, Berlin 2004

Cierpka, M, Faustlos, Freiburg 2005

Cousins N, Der Arzt in uns selbst – wie Sie Ihre Selbstheilungskräfte aktivieren können, Reinbek 1996

Cramer F, Chaos und Ordnung – Die komplexe Struktur des Lebendigen, Stuttgart 1988

Cramer F, Symphonie des Lebendigen – Versuch einer allgemeinen Resonanztheorie, Frankfurt 1996

Damasio A, Ich fühle, also bin ich – Die Entschlüsselung des Bewusstseins, Berlin 2002

Dalai Lama, Das Buch der Menschlichkeit – Eine neue Ethik für unsere Zeit, Bergisch Gladbach 2000

Daldorf E, Seele, Geist und Bewusstsein, Würzburg 2005
Dawkins R, The Selfish Gene, Oxford 1989
Deutsches Ärzteblatt, Individuelle Gesundheitsleistungen: Ausfransungen eines grauen Marktes, 25.03.2005, B 399–402
Deutsches Ärzteblatt, Vitamin-Präparate: Ein florierender Markt, 29.4.2005, B 992–993
Dick A, Psychotherapie und Glück – Quellen und Prozesse seelischer Gesundheit, Bern 2003
Dörner K, Der gute Arzt – Lehrbuch der ärztlichen Grundhaltung, Stuttgart 2001
Dulbecco R, Der Bauplan des Lebens, München 1991
Dumont M, Schüller A, Die erfolgreiche Arztpraxis, Berlin 2003
Eccles J, Wie das Selbst sein Gehirn steuert, München 1996
Edelman G M, Göttliche Luft, vernichtendes Feuer – wie der Geist im Gehirn entsteht, München 1995
Flick U, Wann fühlen wir uns gesund? – Subjektive Vorstellungen von Gesundheit und Krankheit, Weinheim 1998
Frankl V, Ärztliche Seelsorge – Grundlagen der Logotherapie und Existenzanalyse, Wien 2005
Freud S, Einstein A, Warum Krieg? Zürich 1996
Fromm E, Von der Kunst des Zuhörens, München 1991
Fuchs T, Zeit-Diagnosen – Philosophisch-psychiatrische Essays, Zug/Schweiz und Kusterdingen 2002
Gadamer H-G, Über die Verborgenheit der Gesundheit, Frankfurt 1993
Gathmann P, Semrau-Lininger C, Der verwundete Arzt – ein Psychogramm des Heilberufs, München 1996
Gershon M, Der kluge Bauch, Die Entdeckung des zweiten Gehirns, München 2001
Gindl B, Anklang – die Resonanz der Seele – über ein Grundprinzip therapeutischer Beziehung, Paderborn 2002
Grawe K, Neuropsychotherapie, Göttingen 2004
Grönemeyer D, Mensch bleiben. High-Tech und Herz – eine liebevolle Medizin ist keine Utopie, Freiburg 2003
Grof S, LSD-Psychotherapie, Stuttgart 2000
Haerlin P, Wie von selbst – vom Leistungszwang zur Mühelosigkeit, Berlin 1999
Hahn P, Ärztliche Propädeutik: Gespräch, Anamnese, Interview, Berlin 1988
Hahne, P, Schluss mit lustig. Das Ende der Spaßgesellschaft, Lahr 2005
Hell D, Welchen Sinn macht Depression? Ein integrativer Ansatz, Reinbek 2004

Herbert S, Überleben Glückssache – Was Sie als Krebspatient in unserem Gesundheitssystem erwartet, Frankfurt 2005
Herzog W, Bludau H B, Die Öffnung neuer Kommunikationsräume: Chancen, Risiken und Perspektiven eines Strukturwandels. In: Roßnagel A, Haux R, Herzog W (Hrsg.), Mobile und sichere Kommunikation im Gesundheitswesen, Braunschweig 1998
Hofmann A, LSD, mein Sorgenkind, Stuttgart 2001
Hofmann A, Einsichten – Ausblicke, Solothurn 2003
Hofmeister H (Hrsg.), Der Mensch als Subjekt und Objekt der Medizin, Neukirchen-Vluyn 2000
Holm-Hadulla R, Die psychotherapeutische Kunst – Hermeneutik als Basis therapeutischen Handelns, Göttingen 1997
Holm-Hadulla R, Kreativität – Konzept und Lebensstil, Göttingen 2005
Homans G C, Elementarformen sozialen Verhaltens, Köln 1972
Illhardt F, Die gemeinsame Entscheidung: Modischer Trend oder Notwendigkeit? In: Bartsch und Weis 2004
Janus L, Wie die Seele entsteht, Heidelberg 2004
Jaspers K, Die Idee des Arztes. In: Jaspers K (Hrsg.), Der Arzt im technischen Zeitalter, München 1986
Jellouschek H, Bis zuletzt die Liebe. Als Paar im Schatten einer tödlichen Krankheit, Freiburg 2002
Jünger J, Koellner V, Integration eines Kommunikationstrainings in die klinische Lehre, PPmP 2003, 53, 56–64
Jungaberle H, Verres R, DuBois F, Rituale erneuern, Gießen 2005 (in Vorbereitung)
Jüttemann G, Sonntag M, Wulf Chr, Die Seele, Göttingen 2004
Kernberg O, Dulz B, Eckert, WIR: Psychotherapeuten über sich und ihren „unmöglichen Beruf", Stuttgart 2005
Kimura B, Zwischen Mensch und Mensch – Strukturen japanischer Subjektivität, Darmstadt 1995
Kirschnig S, Michel S, Kardorff v E, Offener Dialog gesucht, Deutsches Ärzteblatt 2004, A 3090–3092
Klessmann E, Eibach H, Wo die Seele wohnt – das imaginäre Haus als Spiegel menschlicher Erfahrungen und Entwicklungen, Bern 1993
Kunath U, Der kundige Patient – Wie bekomme ich die optimale Behandlung?, Göttingen 2003
Lang H (Hrsg.), Das Phänomen Angst, Frankfurt 1996
Lang H, Faller H, Medizinische Psychologie und Soziologie, Berlin 1998
Leboyer F, Das Fest der Geburt, München 1991
Longaker C, Dem Tod begegnen und Hoffnung finden, München 1997

Lown B, Die verlorene Kunst des Heilens – Anleitung zum Umdenken, Stuttgart 2004
Lutzenberger J, Gottwald F, Ernährung in der Wissensgesellschaft, Frankfurt 1999
Mack B, Rituale alltäglichen Glücks, Paderborn 1997
Mentzos S, Interpersonale und institutionelle Abwehr, Frankfurt 2001
Metzner R, The Unfolding Self, Varieties of Transformative Experience, Novato 1998
Metzner R, Green Psychology – Transforming our relationship to the earth, Rochester/Vermont 1999
Munro S, Musiktherapie bei Sterbenden, Stuttgart 1986
Needleman J, Ein guter Arzt ist die beste Medizin, Heilung statt Reparatur, München 1996
Neumann H, Hellwig A, Fallpauschalen im Krankenhaus: Das Ende der „Barmherzigkeit der Intransparenz", Deutsches Ärzteblatt 2002, 99: A 3387
Noll P, Diktate über Sterben und Tod, München 1995
Nolting H P, Lernfall Aggression, Reinbek 2004
Nowotny H, Eigenzeit, Frankfurt 1989
Oda H, Spontanremission bei Krebs aus der Sicht des Erlebenden, Weinheim 2001
Oesterreicher M, Dann lebt man anders …22 Gespräche über Zeit und Ewigkeit, Freiburg 2003
Petermann F, Patientenschulung und Patientenberatung, Göttingen 1997
Pieringer W, Ebner F, Zur Philosophie der Medizin, Wien/New York 2000
Pletcher A, Ladewig D, 50 Years of LSD, New York-London 1994
Pöltner G, Was macht einen guten Arzt aus? Ärzteblatt Baden-Württemberg 12/2002
Reil J C, Von der Lebenskraft (Orig: 1795), Leipzig 1910/Nachdruck 1968
Renz M, Zeugnisse Sterbender – Todesnähe als Wandlung und letzte Reifung, Paderborn 2001
Renz M, Grenzerfahrung Gott – Spirituelle Erfahrungen in Leid und Krankheit, Freiburg 2003
Resch F, Entwicklungspsychopathologie des Kindes- und Jugendalters, Weinheim 1999
Ripke T, Sprechzimmergeschichten – heilsame Momente, Wuppertal 2002
Ripke T, Patient und Arzt im Dialog, Stuttgart 1994
Ritschl D, Zur Theorie und Ethik der Medizin – philosophische und theologische Anmerkungen, Neukirchen-Vluyn 2004
Rittner S, Stimme und Stimmung. In: Verres et al. 1999, 138–153
Rudolf G, Psychotherapeutische Medizin, Stuttgart 2005

Rüegg J C, Psychosomatik, Psychotherapie und Gehirn, Stuttgart 2003
Saalfrank E, Verres R, Stärkung der eigenen Spiritualität und Offenheit in der Sterbebegleitung, Zeitschrift für Palliativmedizin 2004, 5, 47–54
Scharfetter C, Der spirituelle Weg und seine Gefahren, Stuttgart 1997
Scharfetter C, Allgemeine Psychopathologie, Stuttgart 2002
Scharfetter C, Das Ich auf dem spirituellen Weg, Sternenfels 2004
Schlippe v A, Schweitzer J, Systemische Therapie und Beratung, Göttingen 2003
Schmid B, Systemisches Coaching, Bergisch Gladbach 2004
Schmid W, Philosophie der Lebenskunst, Frankfurt 2000
Schmid W, Schönes Leben? Einführung in die Lebenskunst, Frankfurt 2000
Schmid W, Mit sich selbst befreundet sein, Frankfurt 2004
Schmidbauer W, Die heimliche Liebe – Ausrutscher, Seitensprung, Doppelleben, Reinbek 2001
Schmidbauer W, Therapy on demand, Narzissmus und bedarfsorientierte Psychotherapie, Düsseldorf 2005
Schreiber G, Der Medizinbetrieb, München 1971
Schwartze G, Beziehung und Gefühle in der Pflege, München 1998
Schweitzer J, Kundenorientierung als systemische Dienstleistungsphilosophie, Familiendynamik 20 (3), 292–313
Seemann H, Freundschaft mit dem eigenen Körper schließen – über den Umgang mit psychosomatischen Schmerzen, München 1998
Seemann H, Kopfschmerzkinder, München 2003
Seidler G, Der Blick des Anderen – eine Analyse der Scham, Stuttgart 1995
Servan-Schreiber D, Die neue Medizin der Emotionen, München 2004
Simon S (Hrsg.), Der gute Arzt im Alltag. Anleitung zur ärztlichen Grundhaltung in Klinik und Praxis, Köln 2005
Spiegel P, Faktor Mensch – Ein humanes Weltwirtschaftswunder ist möglich, Stuttgart 2005
Stammer H, Verres R, Wischmann T, Paarberatung und Psychotherapie bei unerfülltem Kinderwunsch, Göttingen 2004
Steinbach K, Wer entscheidet? Deutsches Ärzteblatt 8.10.2004
Stern D et al., The process of therapeutic change involving implicit knowledge, Infant Mental Health Journal 1998 (3), 300–308
Stierlin H, Die Demokratisierung der Psychotherapie, Stuttgart 2003
Strauß B, Berger U, Troschke v J, Brähler E, Lehrbuch Medizinische Psychologie und Medizinische Soziologie, Göttingen 2004
Student C (Hrsg.), Sterben, Tod und Trauer, Handbuch für Begleitende, Freibug 2004
Surbone A, Zwitter M, Information and Truth: Communication with the cancer patient, New York, 1997

Tausch R, Hilfen bei Stress und Belastung, was wir für unsere Gesundheit tun können, Reinbek 1996
Tautz F, E-Health und die Folgen. Wie das Internet die Arzt-Patient-Beziehung und das Gesundheitssystem verändert, Frankfurt 2002
Tress W, Das Rätsel der seelischen Gesundheit, Göttingen 1986
Uexküll v T, Psychosomatische Medizin, München 2003
Verres R, Krebs und Angst. Subjektive Theorien von Laien über Entstehung, Vorsorge, Früherkennung, Behandlung und die psychosozialen Folgen von Krebserkrankungen, Berlin 1986 (vergriffen. Restexemplare beim Autor)
Verres R, Lebenskunst und psychotherapeutische Medizin, Psychotherapeut 42 1/1997, 17–27
Verres R, Der Heilkundige als Vorbild. Psychotherapie, Politik und Ästhetik. In: Haland-Wirth T, Spangenberg N, Wirth H (Hrsg.), Unbequem und engagiert – Horst-Eberhard Richter zum 75. Geburtstag, Gießen 1998
Verres R, Die Kunst zu leben – Krebs und Psyche, Freiburg 2003
Verres R, Heilsame Wirkfaktoren von Räumen, Der Architekt, Heft 7–8/2003
Verres R, Lichtungen – eine Einladung zur Stille, CD mit Pianoimprovisationen, SoundLife Köln 2003 (im Buchhandel erhältlich)
Verres R, Klusmann D, Strahlentherapie im Erleben der Patienten, Heidelberg Leipzig 1998 (vergriffen. Restexemplare beim Autor)
Verres R, Leuner H, Dittrich A (Hrsg),Welten des Bewusstseins, Band 7, Multidisziplinäre Entwürfe, Berlin 1998
Verres R, Schweitzer J, Jonasch K, Süßdorf B (Hrsg.), Heidelberger Lesebuch Medizinische Psychologie, Göttingen 1999
Wambach M, Der Mensch als Risiko. Zur Logik von Prävention und Früherkennung, Frankfurt 1983
Wasson R, Hofmann A, Ruck C, The Road to Eleusis, New York 1978
Watts A, Weisheit des ungesicherten Lebens, Bern 1987
Wecker K, Der Klang der ungespielten Töne, Berlin 2004
Weiss T, Krank im Schlaraffenland, München 1994
Weizsäcker v V, Fälle und Probleme, Stuttgart 1951
Weizsäcker v V, Der Kranke und sein Arzt, Gesammelte Schriften, Band 5, Frankfurt 1987
Wilber K, Mut und Gnade, München 1996
Willi J, Psychologie der Liebe, Reinbek 2004
Willich S et al., Schulmedizin und Komplementärmedizin, Deutsches Ärzteblatt 2004, 101, A 1314–1319